無[illegible]筋を刺激し、体を整える

秒で効く魔法ストレッチ

著 大山裕也

メタボ改善、むくみ解消、老廃物除去で、誰でも10年前の自分を取り戻せる

日本文芸社

はじめに

はーい！　どうもこんにちは、整体師のゆうです。

私は京都市で整体院を営んでいる傍ら、整体師 YouTuber として日々美容や健康に関する動画をアップしています。体の悩みをなくし「イキイキ笑顔の人々をたくさん世の中に生み出す」。これが整体師として活動する一番の理由です。単に痛みを取り除くだけではなく、「原因」にアプローチして皆様の悩みを根本から解消できるよう、研究の日々です。

大学時代には医学や生理学を研究し、人間の体の仕組みや健康の秘密を深く学びました。卒業後は、数年間、医療機関での臨床経験を積み、患者さんの痛みや不調の原因を追求する日々を過ごしました。この経験をもとに京都市に整体院を開業。当院では、多くの患者さんの体の悩みや痛みを直接治療するとともに、自分自身で体の不調を改善する方法の重要性を伝えてきました。

私の YouTube チャンネルでは、体の痛みや美容に関するセルフマッサージ・ストレッチの方法を中心に紹介しています。「2 分の肩甲骨はがしで血圧を下げる」「リフトアップのための首回りエクササイズ」「お腹のリンパ流しで腸内洗浄」など、体の様々な箇所にスポットを当てています。たくさんの方々に視聴いただき、チャンネル登録者数は 100 万人を突破しました。動画には、年代を問わず様々な方から「長年悩んでいた痛みが改善された」「老化の原因がわかり若々しくなった」などの声をいただいています。

この本は、日常で体や美容の悩みを持つすべての人々に読んでいただきたいと思っています。病院や他の治療法で改善しなかった方、痛みの原因を正確に知りたい方、日常生活でのケア方法を学びたい方には特におすすめです。

人の体は普段の生活の中で、動かしづらい筋肉、刺激を与えにくい部分があります。意図的にマッサージやストレッチを加えないと、いつまでも機能してくれない「無自覚筋」です。

本書ではこの無自覚筋を刺激し、皆様が特に関心の高い「メタボ改善」「むくみ、たるみ解消」「痛み、コリ解消」「老廃物除去」「高血圧改善」「便秘解消」「不眠改善」の７つに分けてエクササイズやマッサージを紹介しています。また、YouTube チャンネルの動画が見られる URL を記載し、実際の動きも確認できるようにしました。全身の悩みを網羅した内容になっているので「気になるこの部分だけ読んでみよう」でも全然 OK です。

40 歳、50 歳、60 歳になっても、必ず若々しくなれます！
「もう歳だから、、」「この痛みとは一生付き合っていくつもり……」
などと諦めている方は一度この本を読んでみてください。何歳になっても輝くあなたの一助となるはずです。

大山裕也

Contents

Contents

Contents

動画視聴について

所定のページにあるQRコードをスマートフォンで読み込むと、本書の著者である大山裕也が配信するYouTubeチャンネル「ゆう先生【美容整体塾長】【京都の整体院悠】」の動画がご覧いただけます。より詳しく知りたい方は、動画も併せてご覧ください。

※QRコードを読み取っての動画閲覧は予告なく終了する可能性がございます。ご了承ください。

※QRコードは株式会社デンソーウェーブの登録商標です。

第1章
メタボ改善

本章では、メタボ改善や内臓脂肪のエクササイズを紹介します。
1つ目は1万歩歩いたり、ジムでむやみな運動をしたりするより効果のある、寝ながらできるインナーマッスルエクササイズです。2つ目は、肩甲骨周りや体幹の周りの筋肉を活性化するエクササイズを紹介します。3つ目は、体の7割を占める下半身の筋力を活性化し、全身の代謝を上げるエクササイズを紹介します。4つ目は、腹筋と背筋のバランスを整えていくような筋トレから、下半身のトレーニングを行って、代謝を上げるエクササイズを行います。最後に食後に1分で簡単にできるエクササイズです。

3分寝ながら起こすだけで内臓脂肪を燃やして爆ヤセ!

全4STEP

事前・事後テスト

エクササイズの前後で「呼吸のしやすさ」と「前屈のしやすさ」をチェックしましょう。
エクササイズの前より、後のほうが呼吸や前屈がしやすくなっていると感じたらOKです。

動画はコチラ

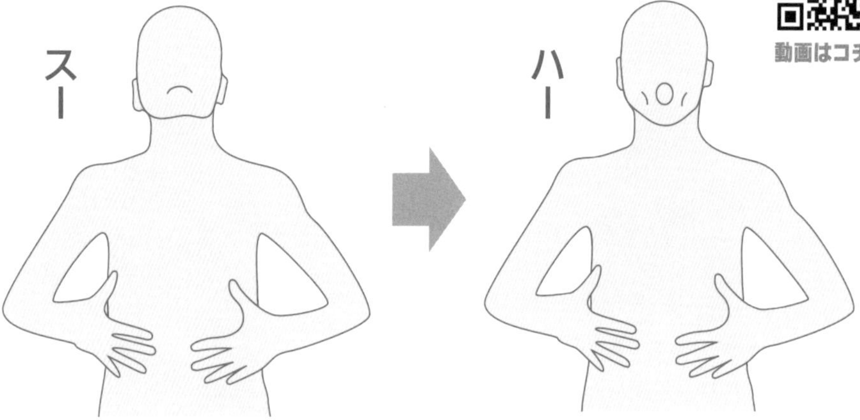

大きく息を吸って吐き、呼吸のしやすさをチェック

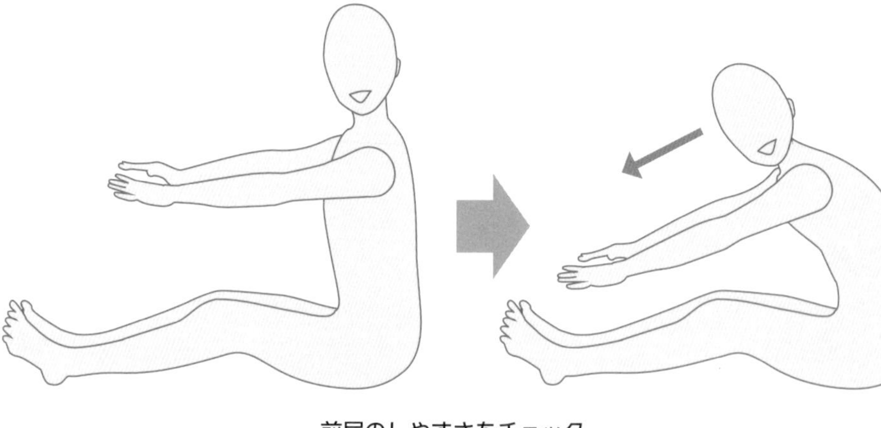

前屈のしやすさをチェック

STEP❶ 腹斜筋トレーニング

はじめに「腹斜筋」と呼ばれる体幹の筋肉をトレーニングします。

左右15秒×3セット

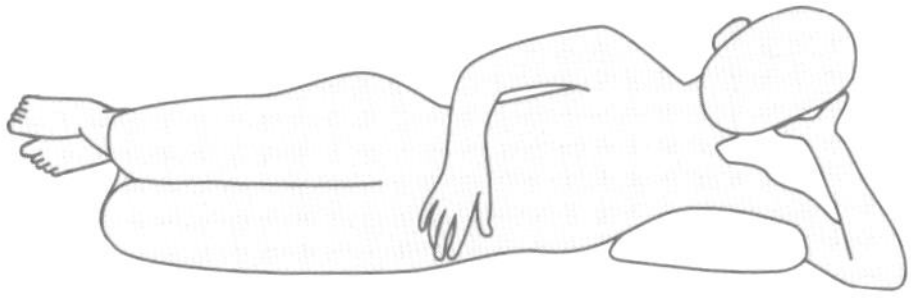

1 横向きに寝る。下の手で頭を支えた状態で、膝を少し前に出し、両脚は 90 度に曲げる

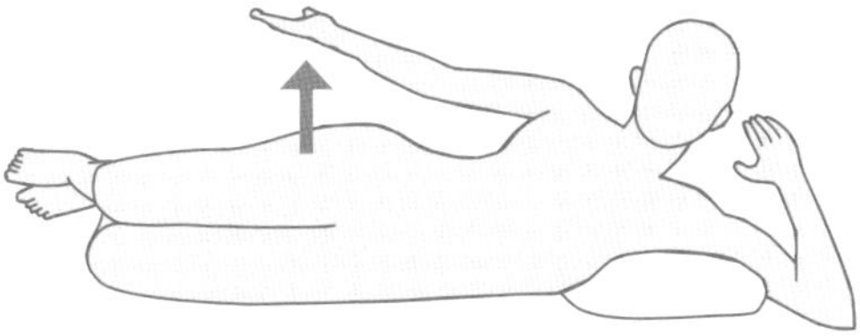

2 上にある腕を伸ばして、手のひらを天井に向けたまま持ち上げる

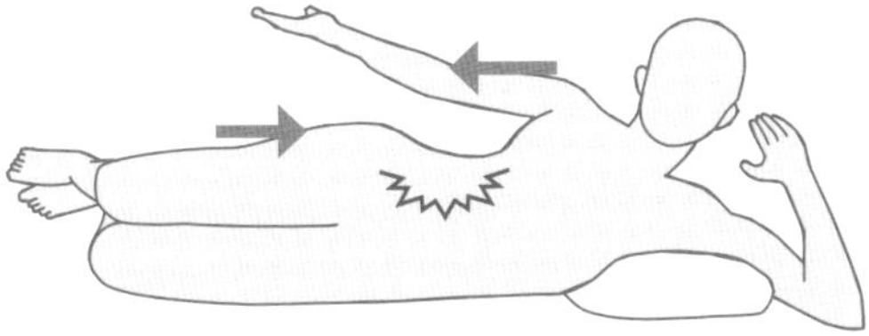

3 肩とお尻を合わせるように近づける（脇腹に力が入っているのを感じながら）。このまま 15 秒キープ× 2 セット

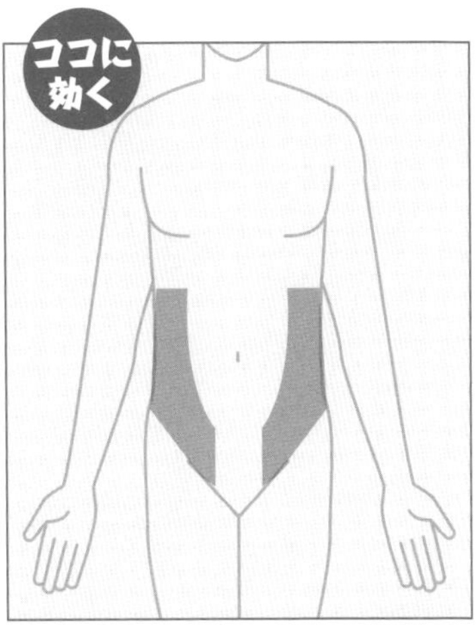

腹斜筋。体をねじる動きや側面への曲げ動きに関与しています。

3セット目

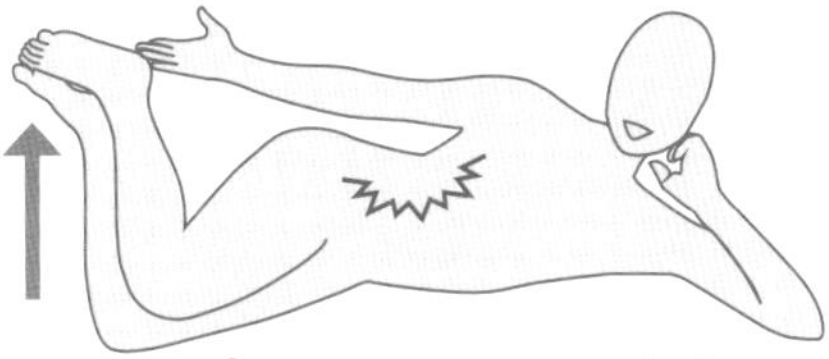

4 両足を起こして、上げた手が足を触るような感じで 15 秒間キープ

※無理ない範囲でやること。足を起こすのがきつい方は 1 ～ 2 セット目と同じで OK

STEP❷ 腸腰筋トレーニング

スマホやタブレットを見ながらでもできる、インナーマッスルトレーニングです。

左右15秒×3セット

1 あおむけに寝て、足の裏同士をペタッと合わせる

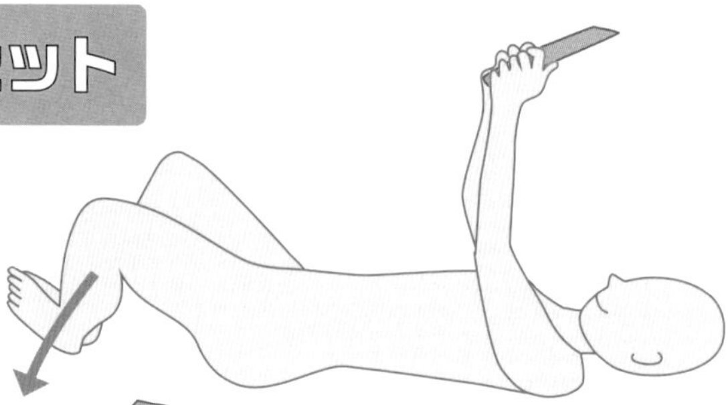

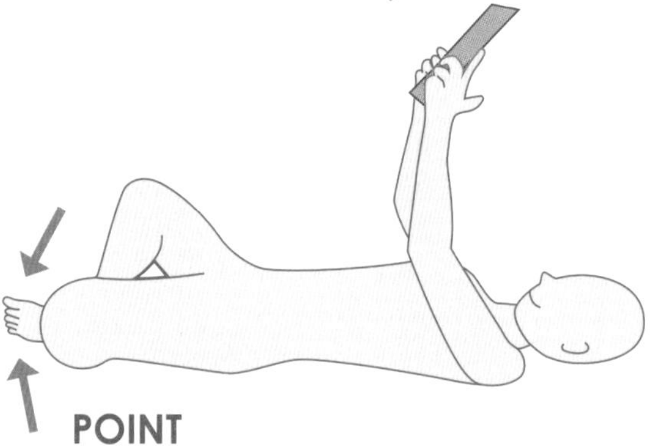

2 足同士でグッと押しあう（内ももに力が入っているのを感じる）

POINT

下腹部に力が入っているのを感じる＝腸腰筋が鍛えられている証拠！

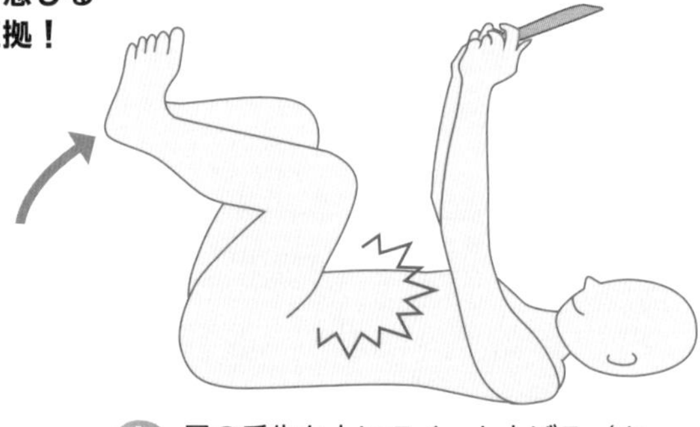

3 足の爪先を上にクイっと上げる（さらに内ももに力が入っているのを感じる）。そのまま両足をゆっくりと持ち上げる。15 秒間上げ下げする

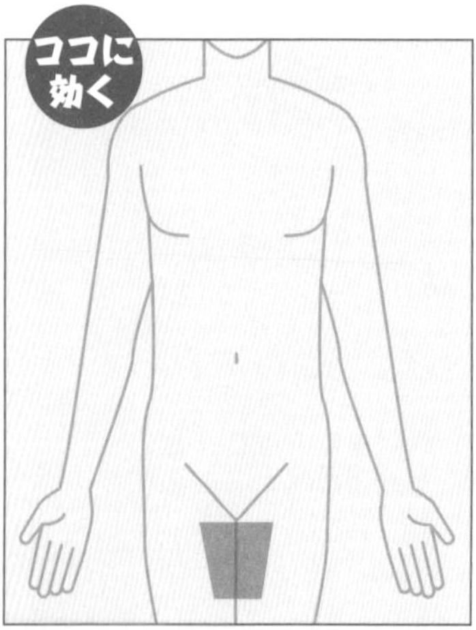

腸腰筋と下腹部。腹部の引き締めと、骨盤の安定化に効果的。

※スマホやタブレットなどを見ながらでも OK
※１セットが終わったら休憩：足をブラブラと揺らして血が流れやすくする

STEP③ 菱形筋トレーニング

姿勢を改善して代謝を上げていくトレーニングです。寝る前や寝起きに行うのもおすすめです。

左右15秒×3セット

POINT

肩甲骨と肩甲骨の間が浮く

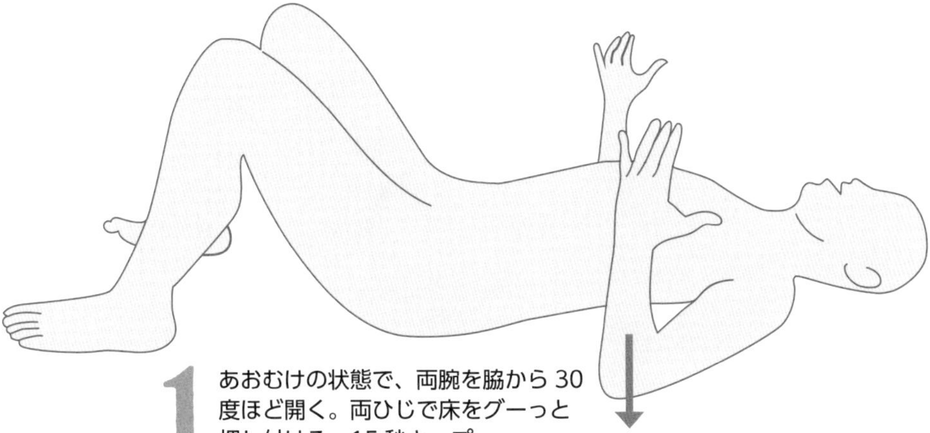

1 あおむけの状態で、両腕を脇から 30 度ほど開く。両ひじで床をグーっと押し付ける。15 秒キープ

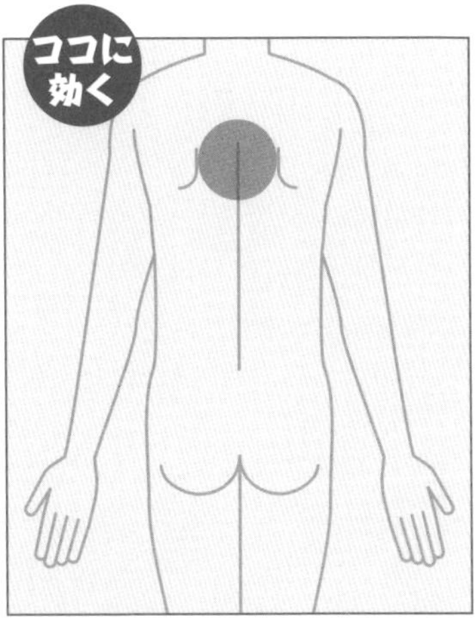

菱形筋。背中の中央部を鍛え、姿勢の改善と肩こりの緩和に寄与。

STEP④ ハムストリングストレーニング

お尻と太ももをトレーニングして、寝ながら代謝を上げるトレーニングです。

左右10秒×3セット

1 うつ伏せになって、片足を曲げる

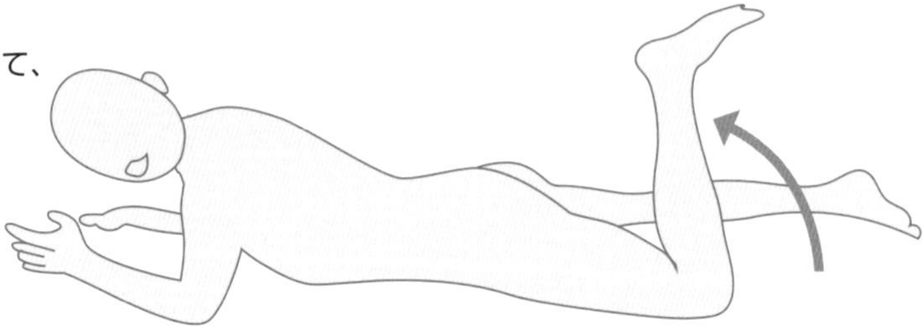

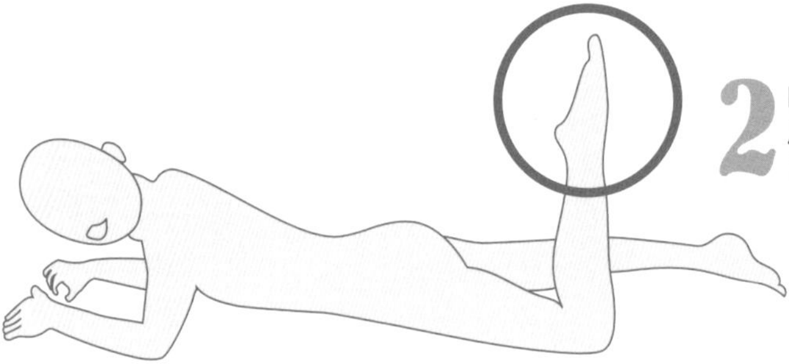

2 曲げたほうの足の爪先を、クッと上に向ける

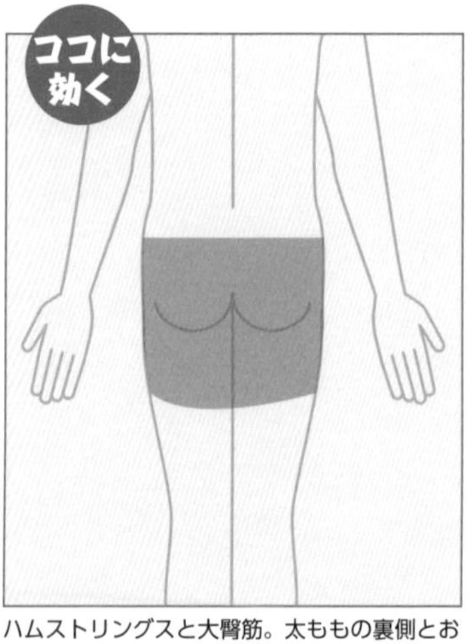

ハムストリングスと大臀筋。太ももの裏側とお尻を引き締め、下半身の筋力を向上させる。

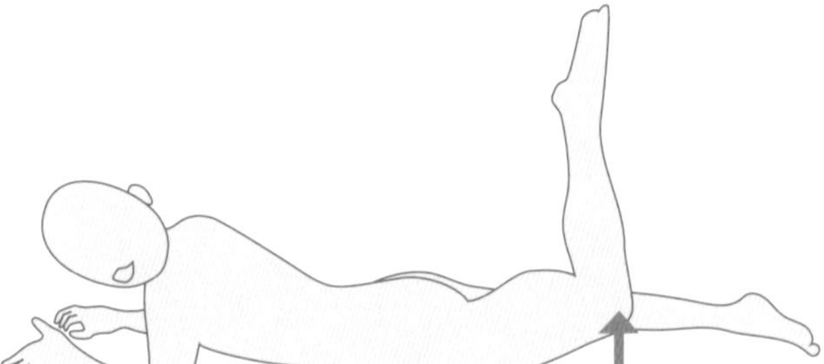

3 そのまま足を持ち上げて、10 秒キープ。反対の足も同様に

50代でもヤセた！代謝を上げて内臓脂肪をガンガン燃やせる！

全6STEP

STEP❶ 腕の長掌筋マッサージ

エクササイズの前後で肩の可動域がどこまで動くか、動画を見てチェックしてください。
SETP 1は、肩甲骨をゆるくするマッサージとストレッチを行います。

動画はコチラ

左右15秒

1 前腕の筋肉のちょうど真ん中を辿っていくと、「コリっ」と硬くなっている部分がある。ここを親指でつまんで押す

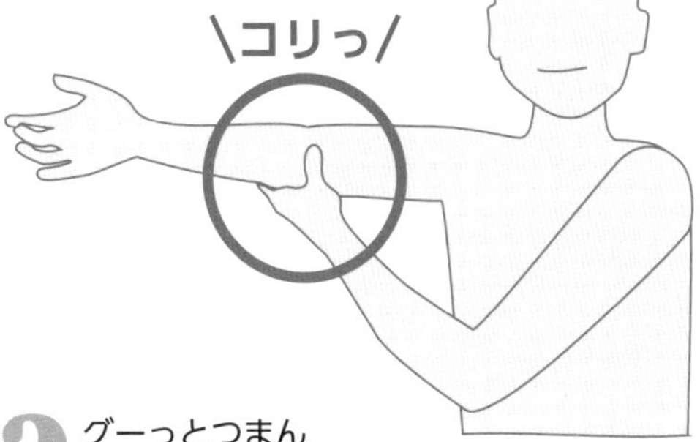

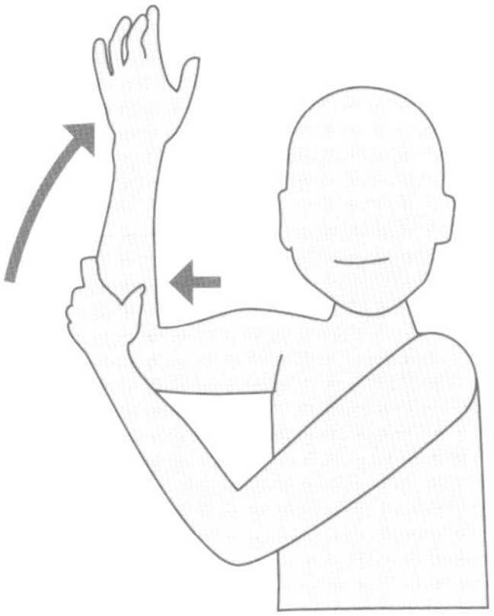

2 グーっとつまんだまま、ひじを曲げる

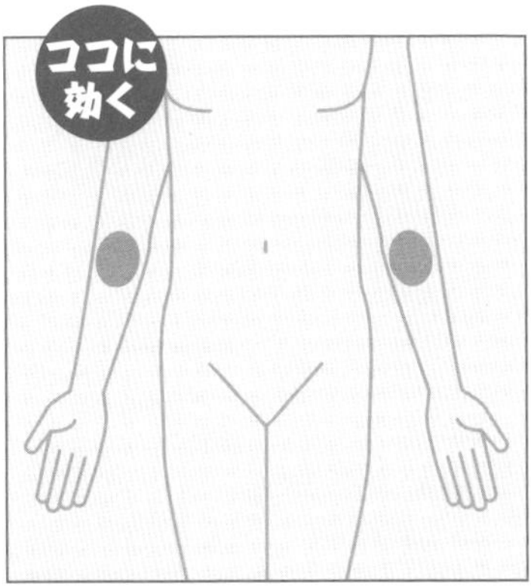

長掌筋。前腕の筋肉を緩和し、手首の動きをスムーズに。

3 腕をひねって手のひらを前に向ける動作を何度も繰り返しながら、15秒間押す。反対も同様に

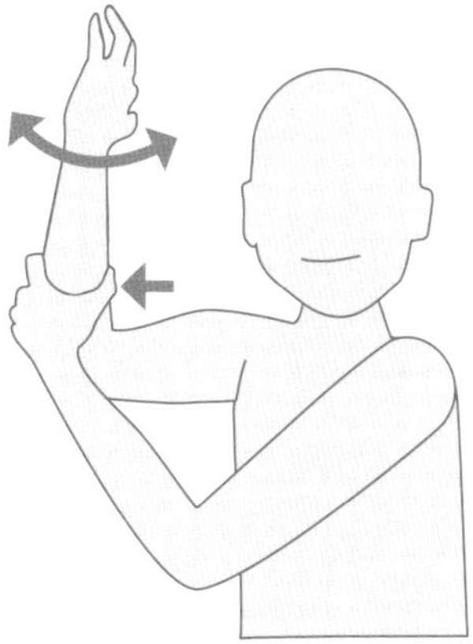

POINT

腕を回しながらやると効果的

STEP❷ 脇のマッサージ 広背筋・円筋群

脇の筋肉をマッサージすると、肩が上がりやすくなります。

左右15秒

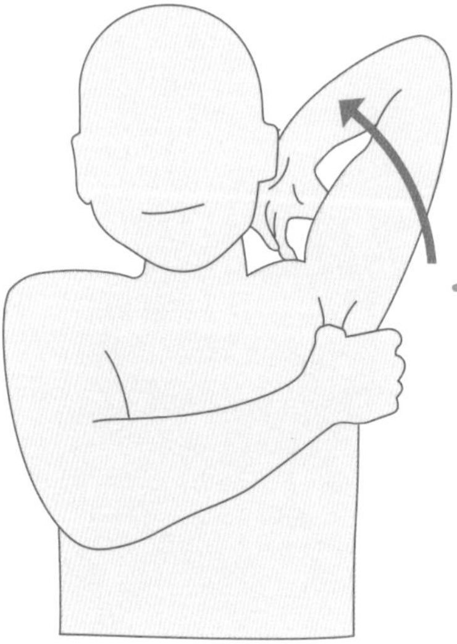

1 わきの後ろ側の筋肉を摘んだまま、肘の上げ下げを繰り返す

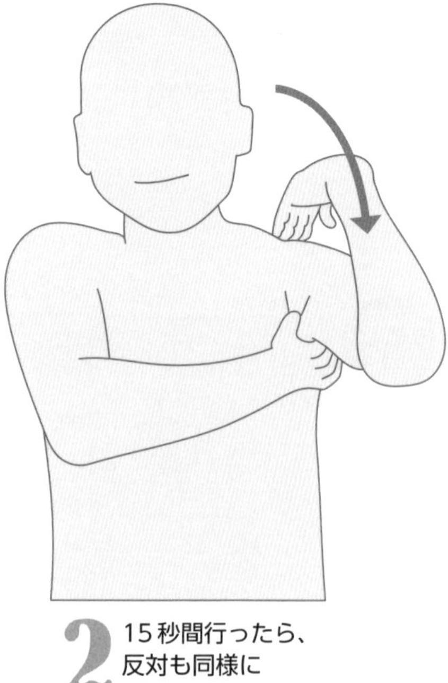

2 15秒間行ったら、反対も同様に

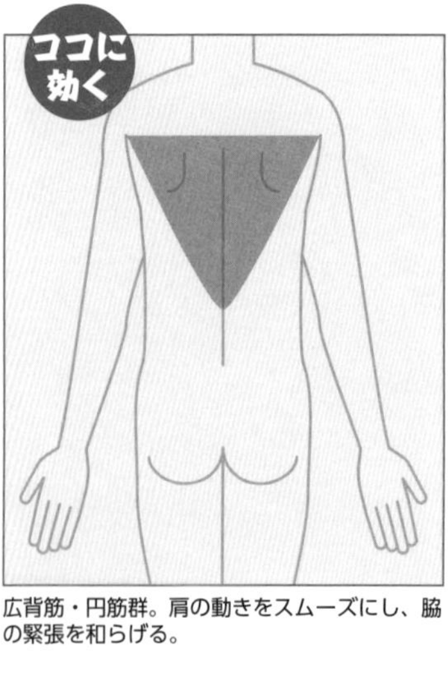

広背筋・円筋群。肩の動きをスムーズにし、脇の緊張を和らげる。

STEP③ 首のマッサージ
斜角筋・広頸筋・胸鎖乳突筋

首の前の筋肉を緩めることで、肩甲骨の位置が戻りやすくなります。

左右15秒

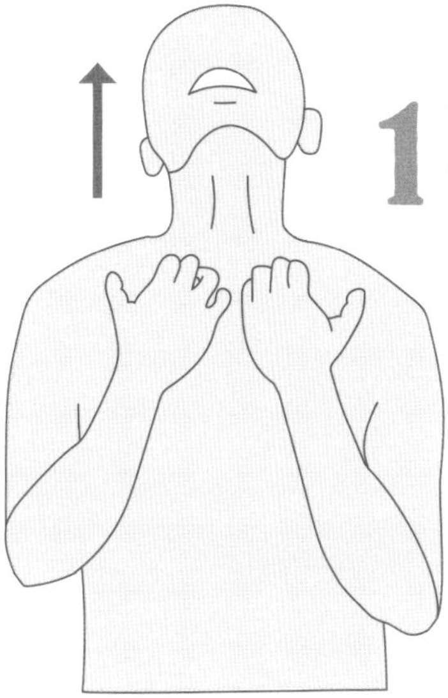

1 両手で鎖骨の上を抑えて、
上を向く

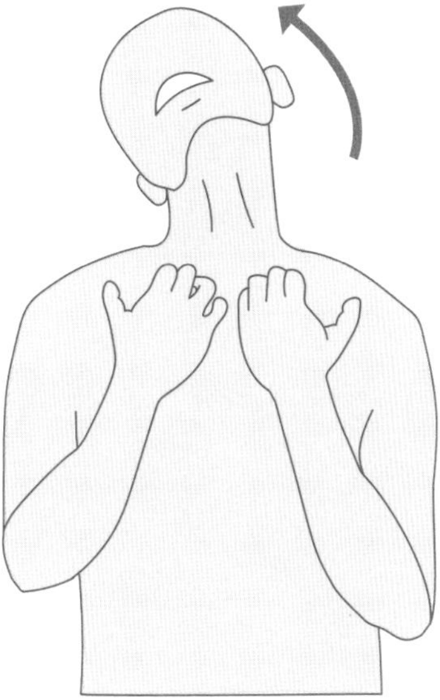

2 頭を右斜め後ろに倒して 15 秒間キープ。反対も同様に（左後ろ斜めを向く）

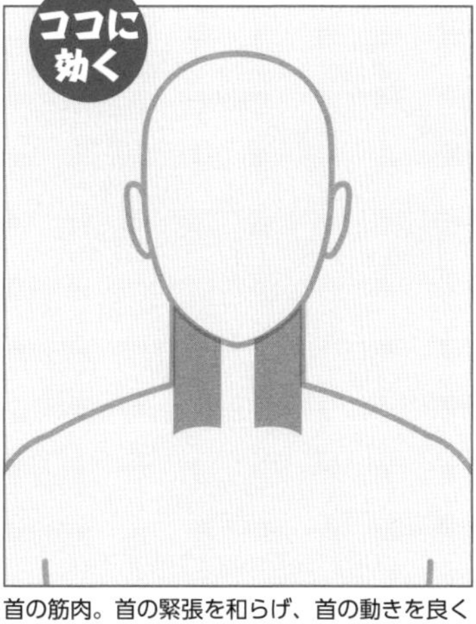

首の筋肉。首の緊張を和らげ、首の動きを良くする。

STEP④ 肩甲骨の筋トレ 菱形筋・僧帽筋下部

首の後ろ側を鍛えて、肩や首が前に出ないようにしていきます。

15秒×2セット

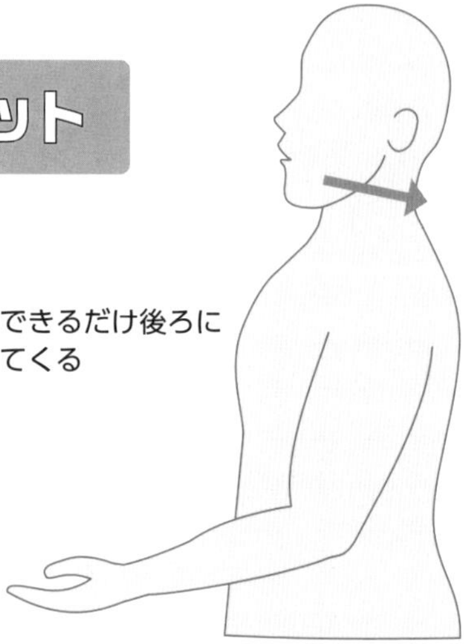

1 首をできるだけ後ろに持ってくる

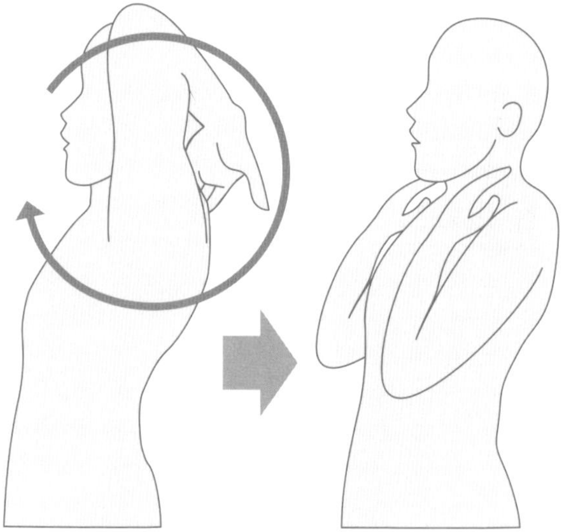

2 肩を15秒間グルグル回す
※首が前に行かないように注意する

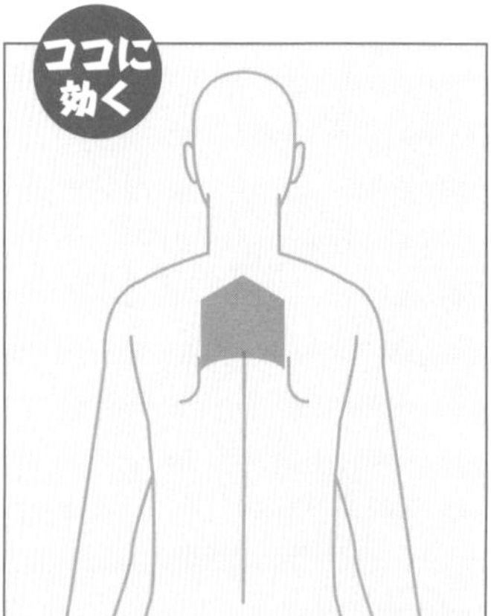

菱形筋・僧帽筋。背中の筋肉を鍛え、姿勢を正す効果。

STEP⑤ 肩甲骨の筋トレ 菱形筋

肩甲骨の内側を鍛えます。

10秒×3セット

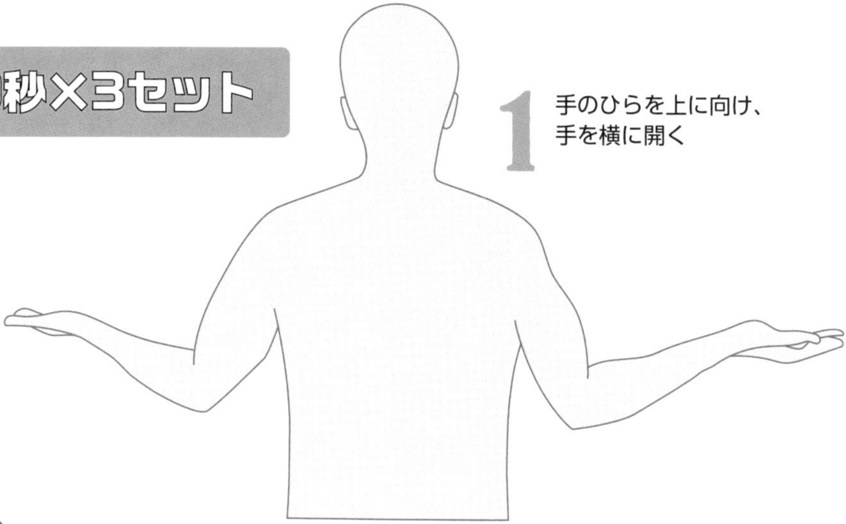

1 手のひらを上に向け、手を横に開く

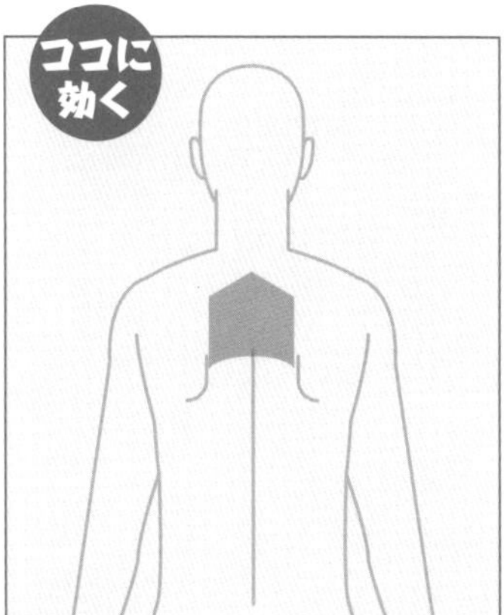

菱形筋。肩甲骨の動きをスムーズにし、背中の筋肉を強化。

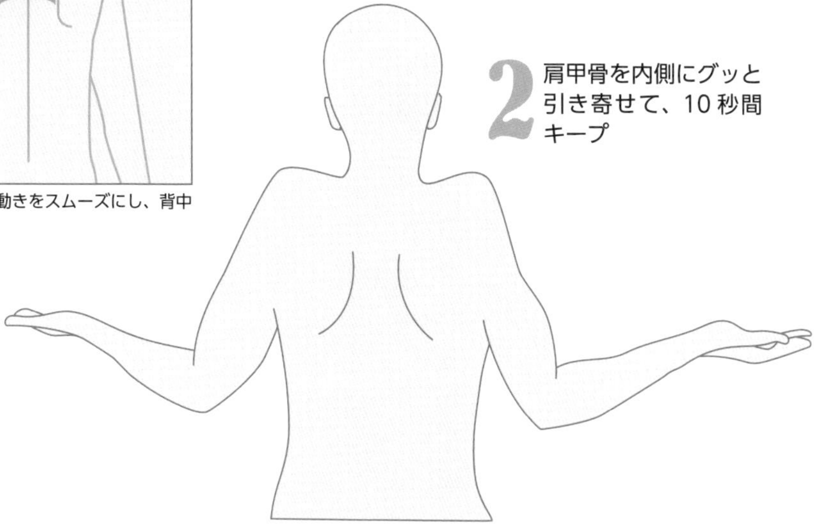

2 肩甲骨を内側にグッと引き寄せて、10 秒間キープ

STEP⑥ 体幹の筋トレ
腸腰筋・腰方形筋

バカンススタイルで体幹を鍛えていきます。地味に疲れるエクササイズですが、頑張りましょう。

左右10秒×3セット

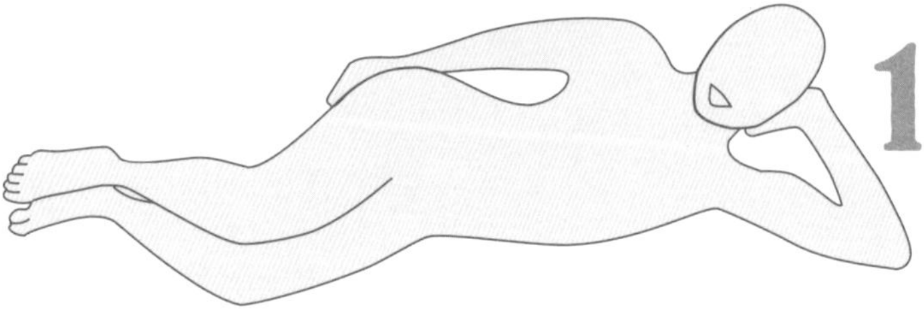

1 横に寝て、腰は曲げずに膝を軽く曲げる

2 掌を返して腕を斜めに上げる。上げた腕のほうへ体を起こす（脇腹に力が入る）。10 秒間キープ
※後ろに海老反りではなく真横に起こす

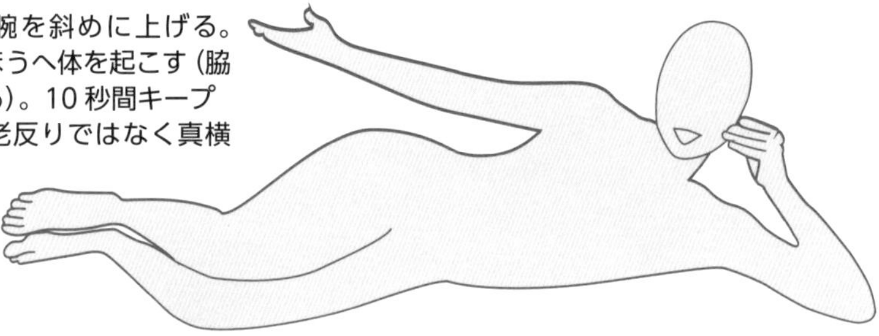

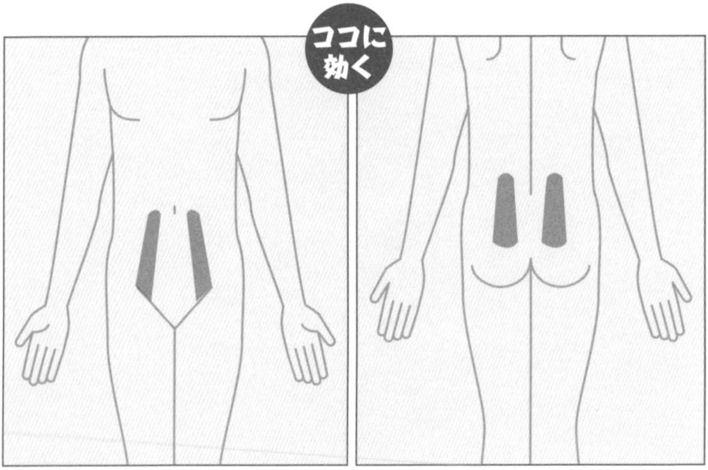

腸腰筋・腰方形筋。体幹を鍛え、腰痛予防に効果的。

1日3分で誰でもヤセられる！
下半身の筋肉活性化で代謝UP

全3STEP

STEP❶ 片脚ヒップアップ

「お尻」「太もも」といった、下半身の中でも大きな筋肉を活性化させます。

左右20秒×2セット

動画はコチラ

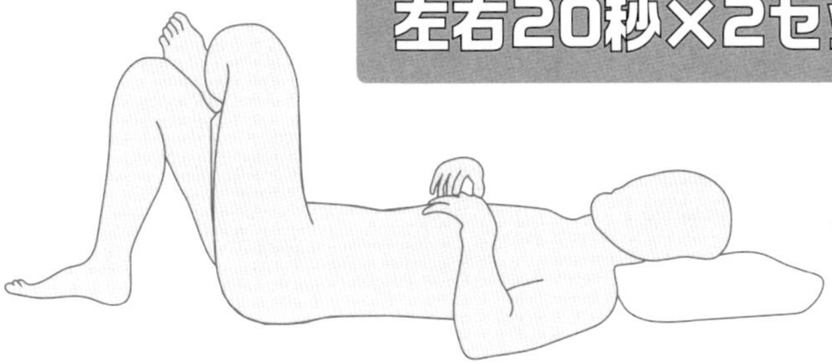

1 仰向けに寝て、片脚を組む

2 そのままお尻を持ち上げる（お尻と太ももの筋肉に力が入る）。上半身からひざまでまっすぐに。

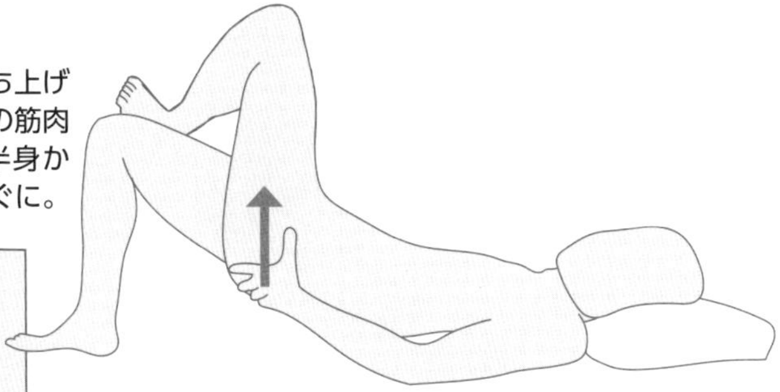

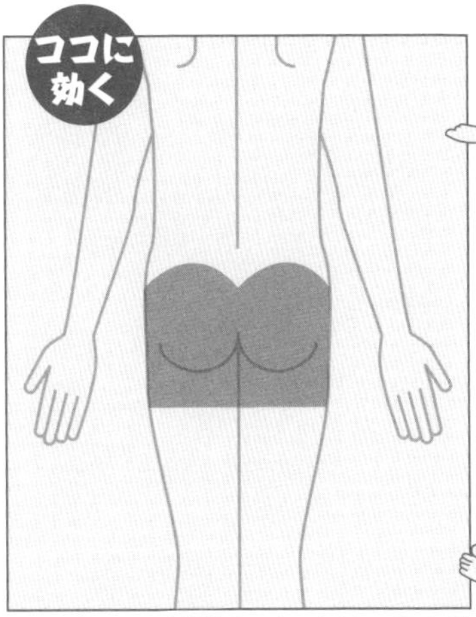

お尻と太もも。大臀筋とハムストリングスを鍛え、ヒップアップ効果。

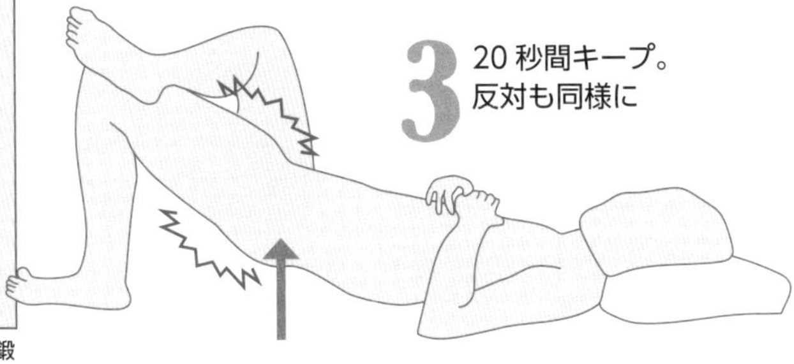

3 20秒間キープ。反対も同様に

※最初はきついので、20秒間お尻を上げ続けず、途中でお尻を落としてまた上げる、でもOK

STEP❷ ジャンプ前のエクササイズ

ジャンプするのがきつい人はこちらのエクササイズで代用すると良いです。

60秒

1 立った状態からつま先立ち

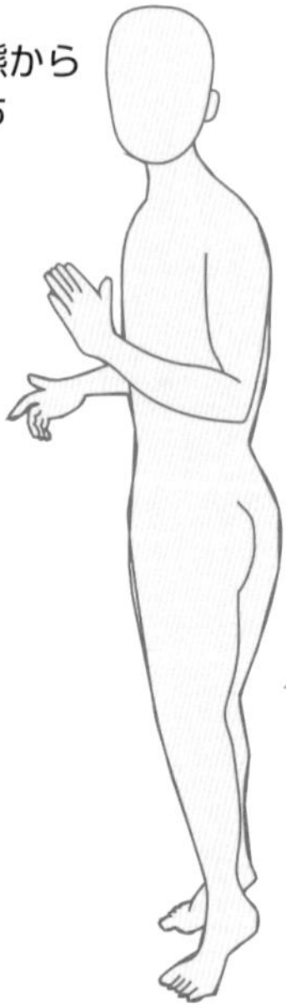

2 かかとを交互に落ろし軽くホッピング（ジャンプせず、足は地面に着いたまま）

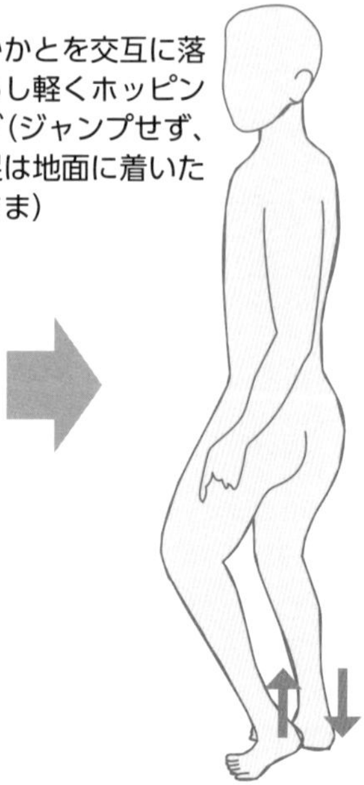

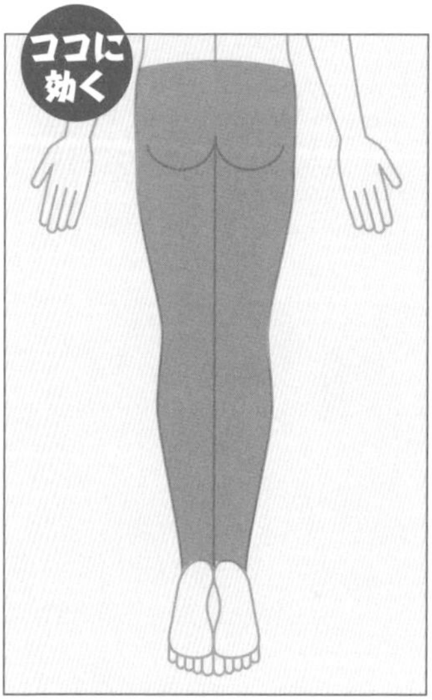

下半身全体。足の筋肉を活性化し、ジャンプ力向上の下地を作る。

3 余裕がある人は、手を上げて腕を開き、上下させると肩甲骨周りが鍛えられる

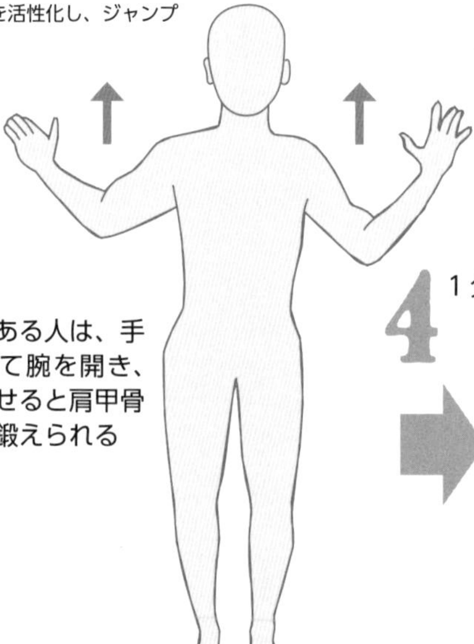

4 1分間行う

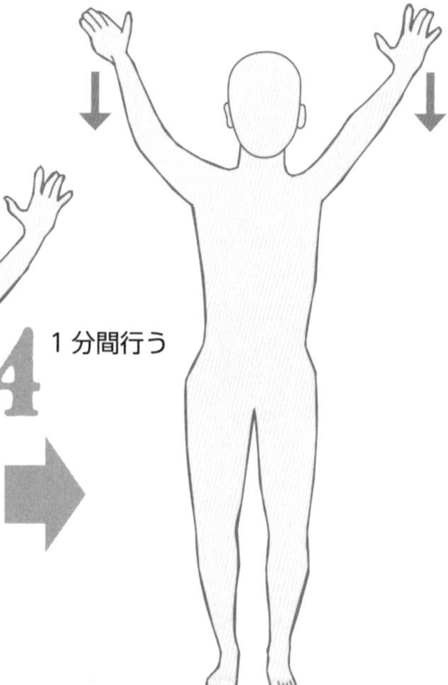

STEP③ ジャンプエクササイズ

**軽くジョギングのようなジャンプをするだけで、かなり下半身の筋肉を使います。
それによって、全身の老廃物やリンパが流れて、代謝が上がります。**

60秒

1 両足で１分軽く
ぴょんぴょんと
飛ぶ

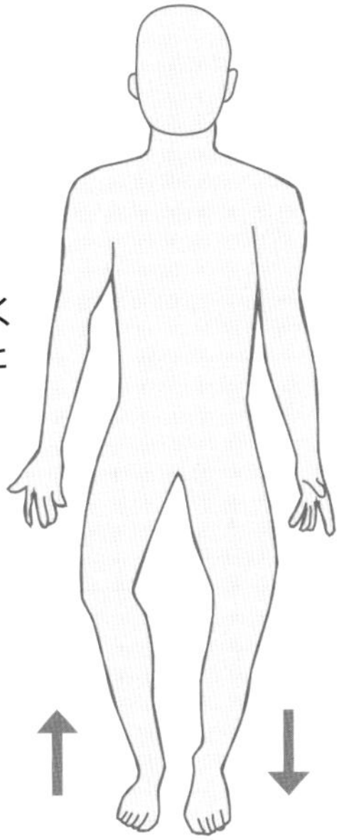

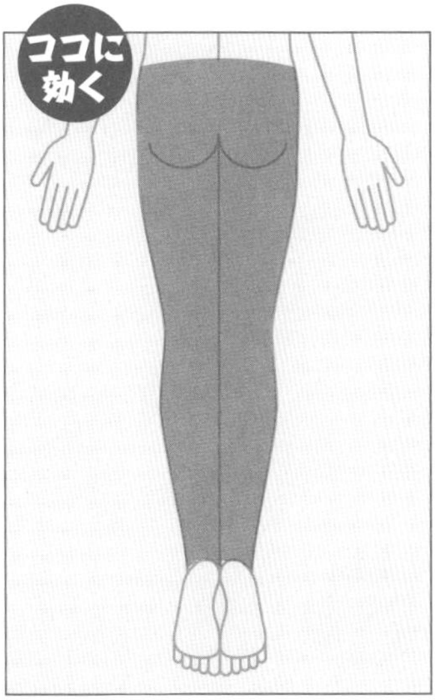

下半身全体。足の筋肉を強化し、カロリー消費を促進。

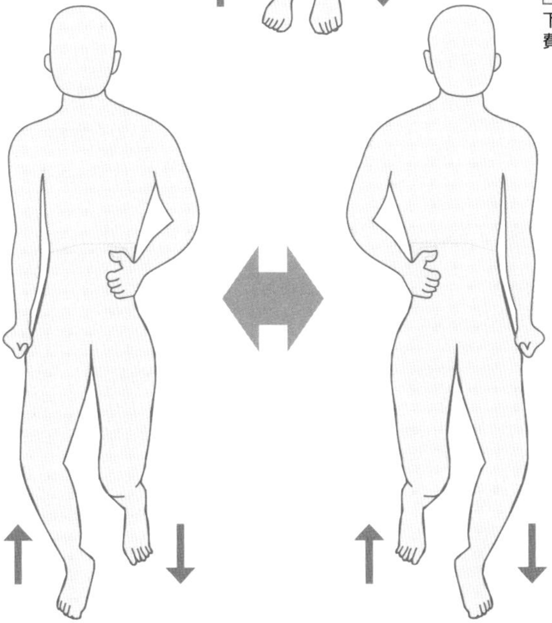

2 できた人は交互に片
足で飛ぶ（ジョギン
グするような感じで）。
１分間行う

※ 1 または 2 とも厳しそうな人は STEP❷のエクササイズで OK

寝たままでぽっこりお腹解消 −8cm達成でメタボ予防改善

全5STEP

STEP❶ 腹筋のストレッチ

誰でも簡単に5つのSTEPを最後までやることで、お腹周りに効く運動になっています。
頑張りすぎず、少しずつ伸ばすことが大切です。

30秒

動画はコチラ

1 床に四つ這いになる

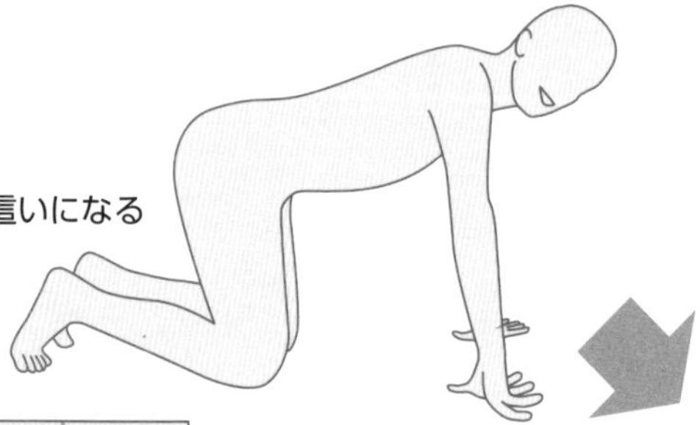

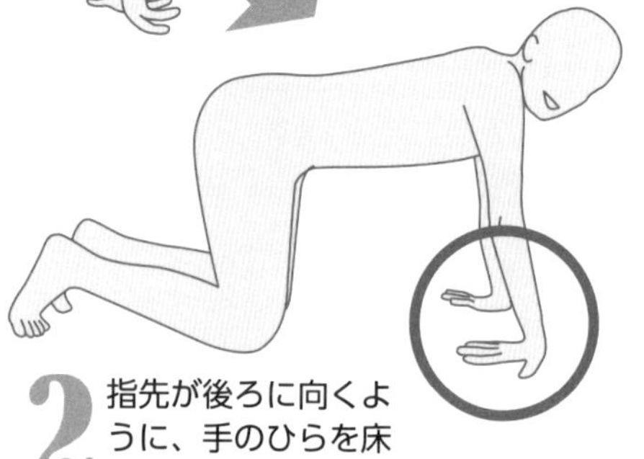

2 指先が後ろに向くように、手のひらを床に着ける

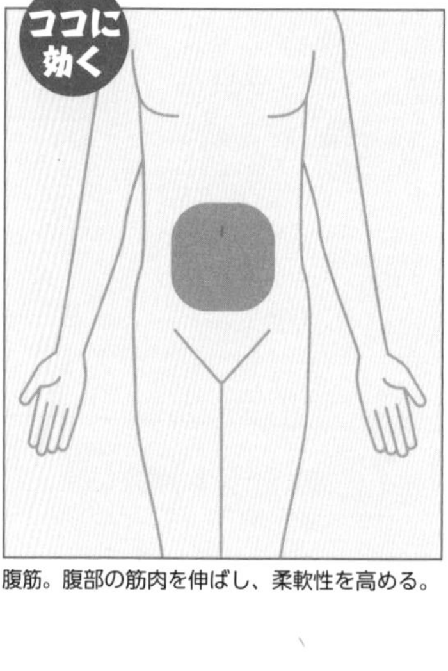

腹筋。腹部の筋肉を伸ばし、柔軟性を高める。

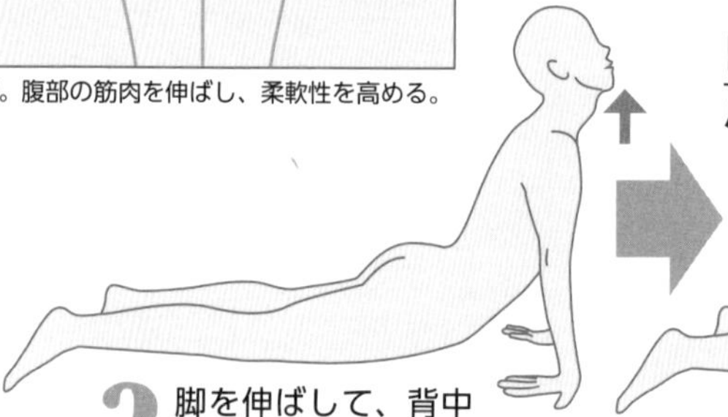

3 脚を伸ばして、背中を反らし、上半身を引き上げる

POINT

息を吐きながらゆっくり

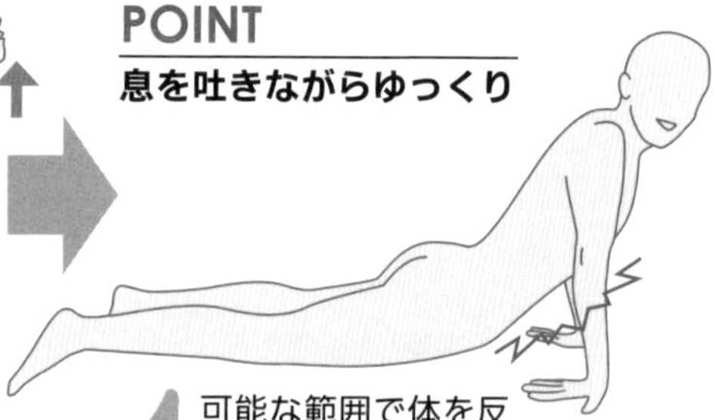

4 可能な範囲で体を反らす。そのままの状態で30秒間キープ

STEP❷ 腹斜筋のストレッチ

脇腹の筋肉に効かせるストレッチです。体が寝た状態から起して伸ばした状態にして、脇腹にストレッチをかけます。

左右30秒

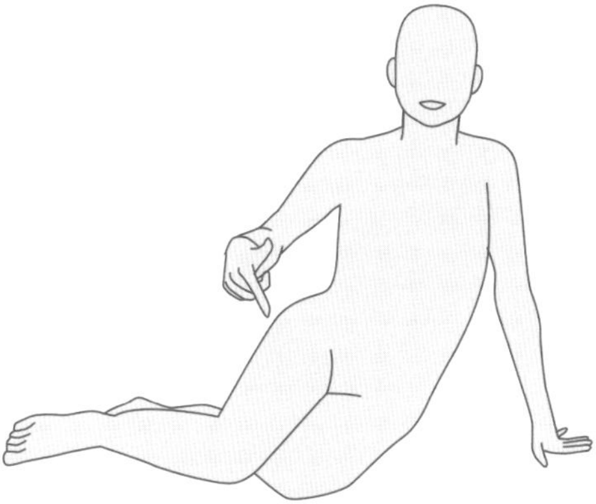

1 横すわりになって片手を床に着き、両脚を曲げる

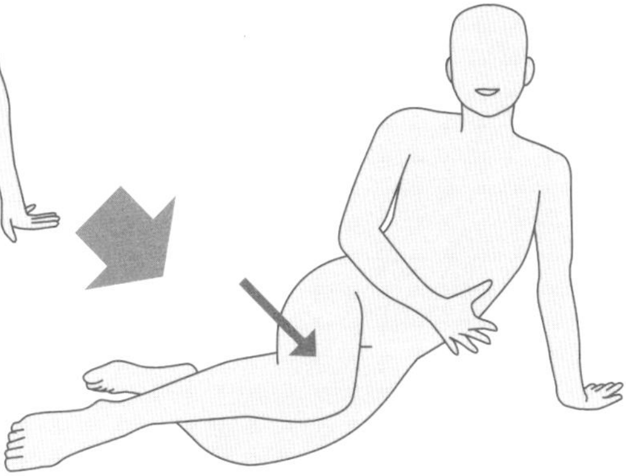

2 着いている手と反対の脚をクロスさせる

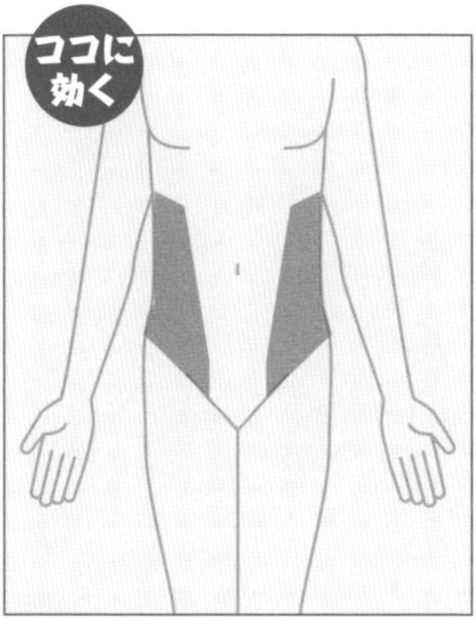

腹斜筋。体の側面を伸ばし、ウエストのくびれを作る。

3 可能な範囲で上半身を上に伸ばしていく。そのままの状態で 30 秒間キープ

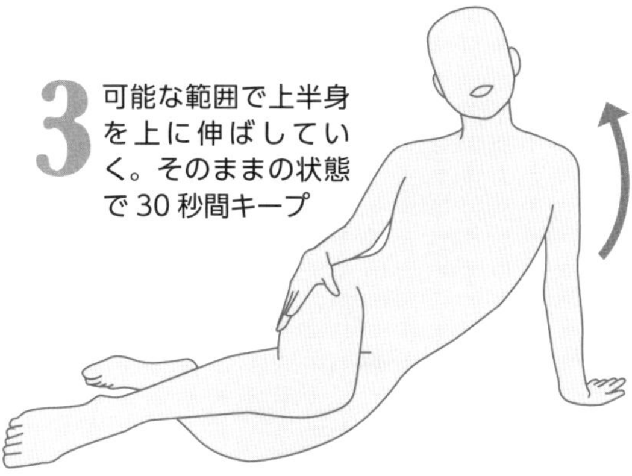

POINT

手をついているほうの脇腹にストレッチをかけていく

STEP③ ハムストリングスの筋トレ

下半身と背筋を鍛えることで、代謝が上がりやすくなります。

30秒

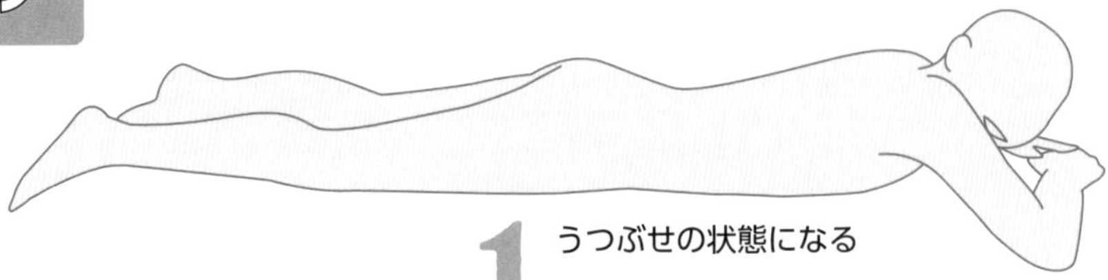

1 うつぶせの状態になる

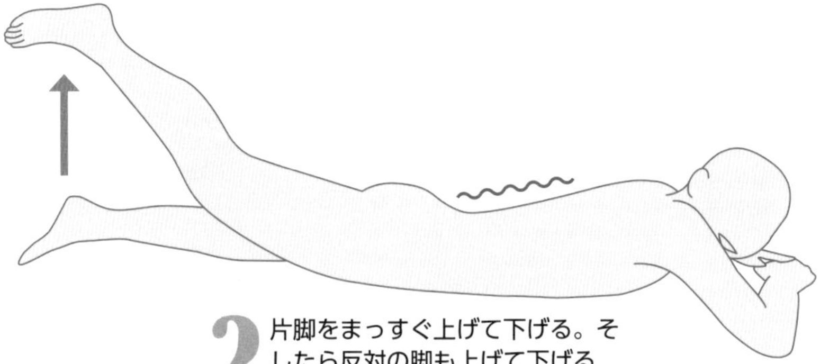

2 片脚をまっすぐ上げて下げる。そしたら反対の脚も上げて下げる

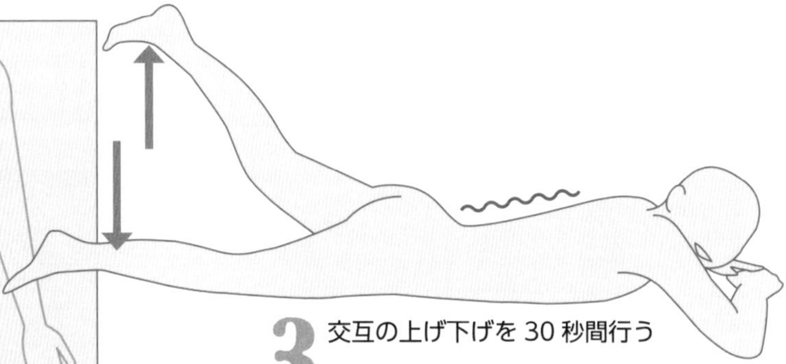

3 交互の上げ下げを 30 秒間行う

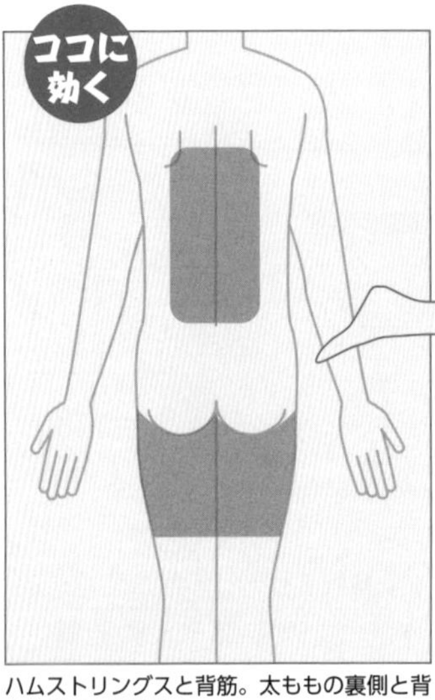

ハムストリングスと背筋。太ももの裏側と背中を鍛え、代謝向上。

STEP④ 下半身の筋トレ

STEP5 の筋トレを応用したトレーニングです。クロスしてねじります。

30秒

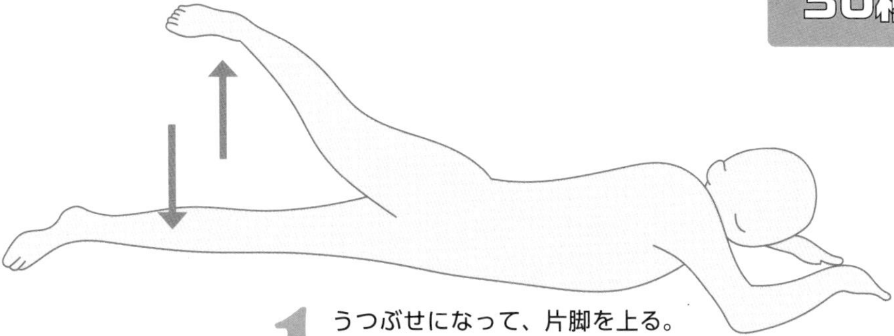

1 うつぶせになって、片脚を上る。上げた脚を床に着いている脚と空中でクロスして元に戻す

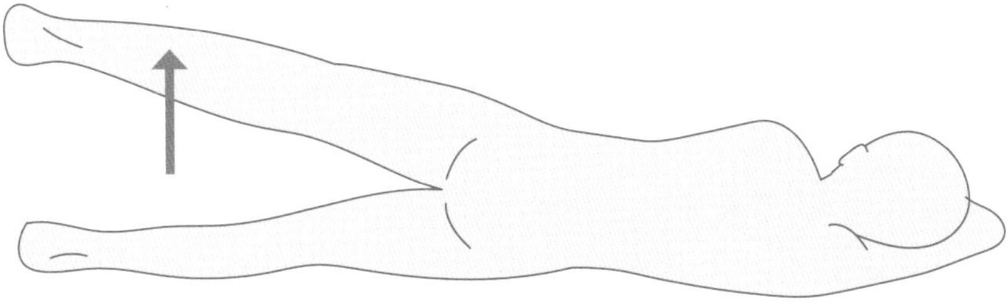

2 交互に 30 秒間行う

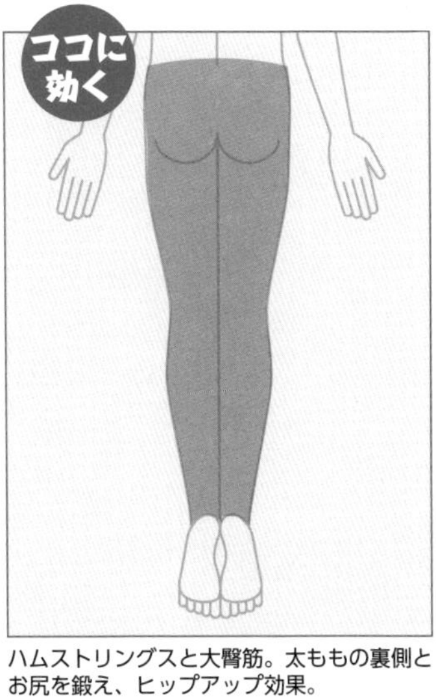

ハムストリングスと大臀筋。太ももの裏側とお尻を鍛え、ヒップアップ効果。

STEP⑤ インナーマッスルの筋トレ

最後に、筋肉のバランスを整えるエクササイズを行います。

左右30秒

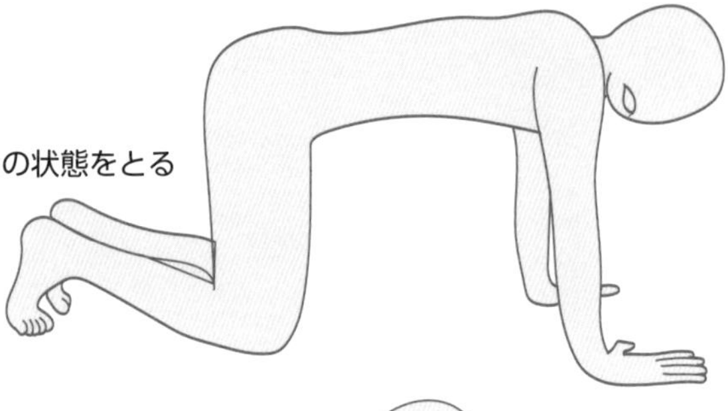

1 四つ這いの状態をとる

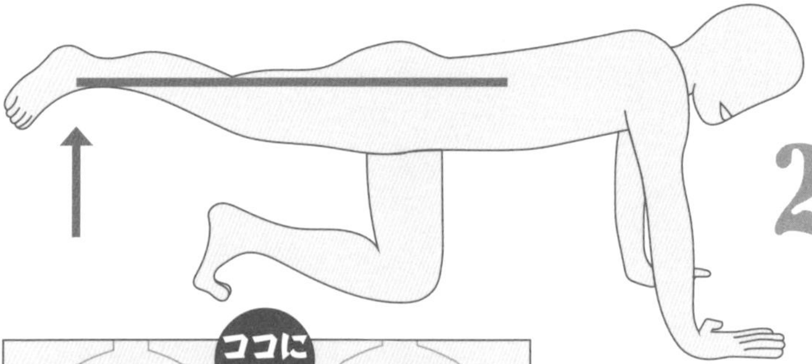

2 右脚を上げて、まっすぐ後ろに伸ばし、左手を上げて、まっすぐ前に伸ばす

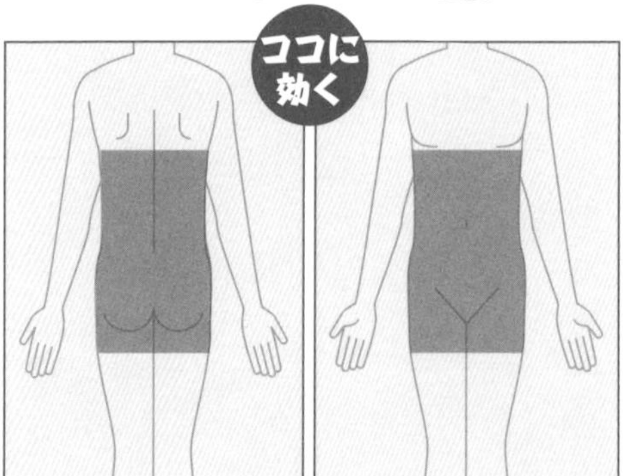

体幹のインナーマッスル。体のバランスを整え、姿勢の安定を促進。

POINT

息を吐いて吸ってバランスを保つ

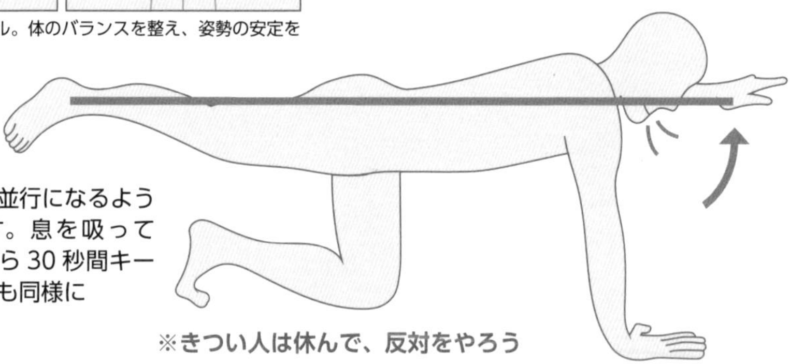

3 体と床が並行になるように伸ばす。息を吸って吐きながら30秒間キープ。反対も同様に

※きつい人は休んで、反対をやろう

食後毎回1分の運動で確実にヤセるエクササイズ!

体幹周りと下半身のエクササイズ

食後の血糖値上昇を抑えて、脂肪をつきにくくするエクササイズです。

左右15秒×2〜3セット

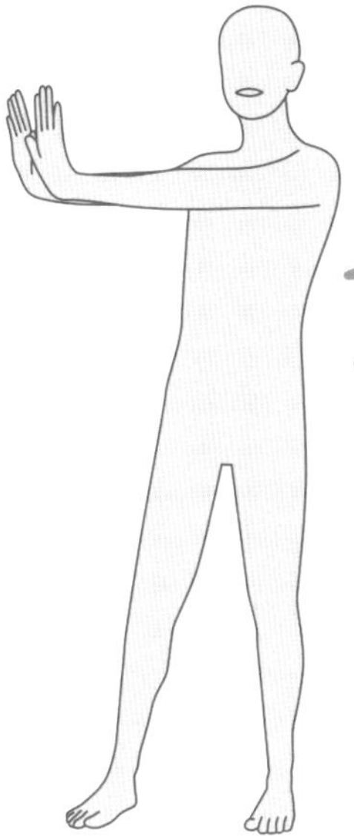

1 立った状態で両手を前に伸ばす

動画はコチラ

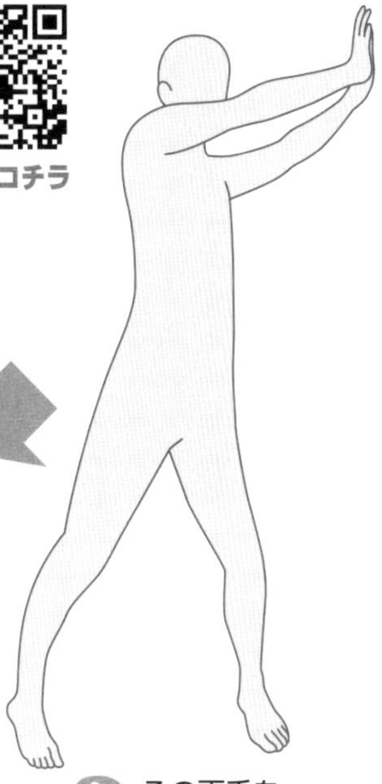

2 その両手を左上に上げる

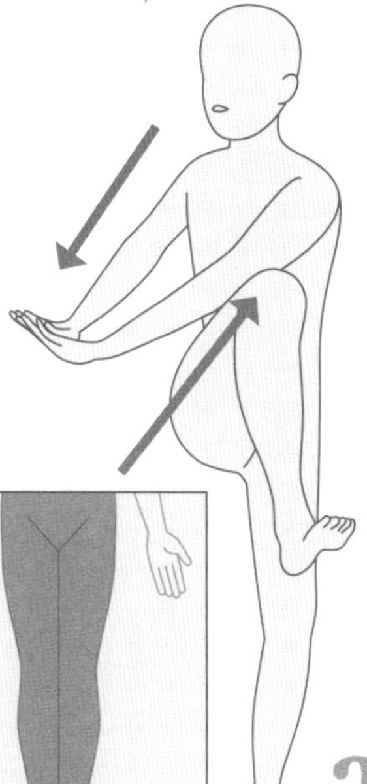

3 両手を右下へ斜めに振り下ろすのと同時に、右ひざをクロスさせて振り上げる。15 秒間行う。反対も同様に

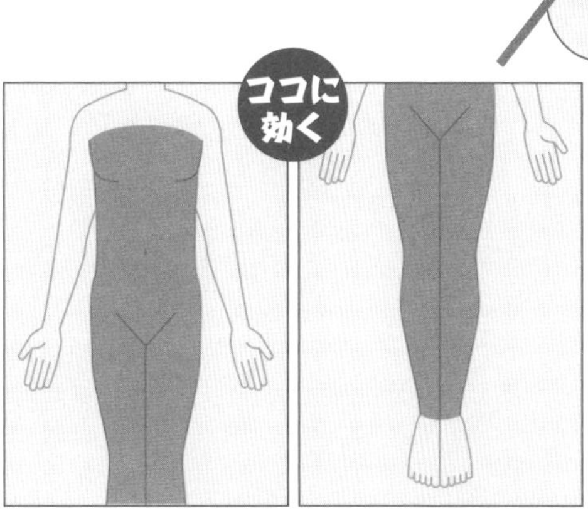

体幹と下半身。食後の血糖値上昇を抑え、脂肪の蓄積を防ぐ。

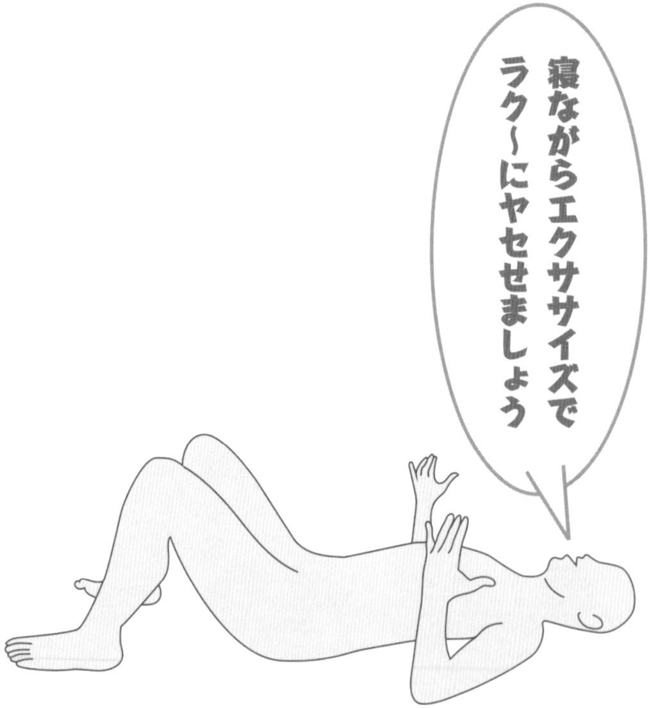
寝ながらエクササイズで
ラク～にヤセせましょう

第2章

むくみ、たるみ解消

本章では、むくみ、たるみを改善するためのマッサージやエクササイズを紹介します。

最初は「首」です。首が回らないと血圧が上がりやすく、顔もたるみやすくなります。首・肩のリンパを流すエクササイズを行うことで、首がスっと伸びた感覚になって、動きも良くなり、老廃物が流れやすい状態になります。２つ目は「顔」です。年齢を重ねると、ほうれい線や顔のたるみが気になります。しかし闇雲にマッサージなどをしても中々効果が出ない方も多いと思います。効果を出すためには、正しい順番で正しい箇所にアプローチする必要があります。３つ目は、「肩・首・頭」のリンパを流していきます。肩・首・頭のリンパをしっかり流し、筋肉を活性化させることで、ほうれい線を薄くするやり方を紹介します。最後は、リンパを「一気に流す」エクササイズです。一部分だけマッサージをしても、なかなか若返りに繋がりません。一部だけ老廃物が流れて、他の箇所で流れが止まっていることがあるからです。つまり、顔の老廃物が溜まってしまうポイントすべてで、一度に流すことが必要なのです。顔全体の毒素を一気に流すエクササイズを紹介します。

むくみ、たるみに効く！最強リンパ流しエクササイズ

全3STEP

事前テスト

エクササイズへ入る前に、首がどこまで回るかチェックします。

動画はコチラ

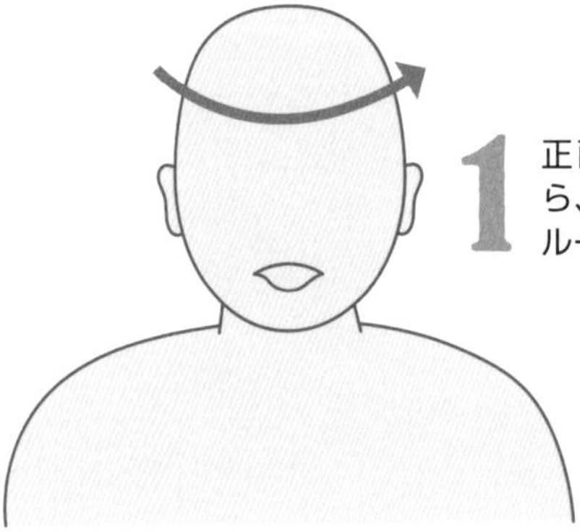

1 正面を向いた状態から、首を後ろまでグルーっと回す

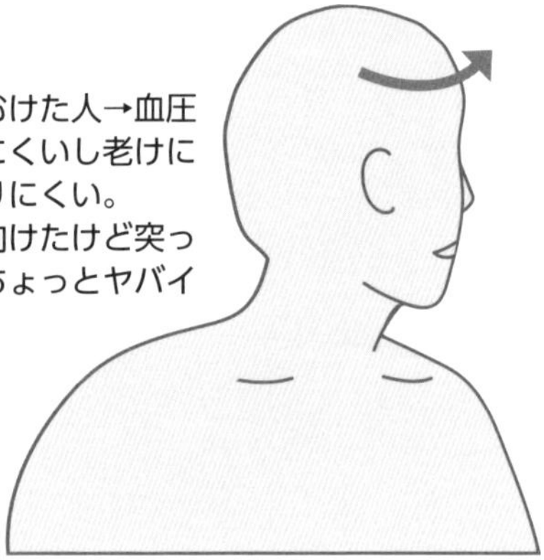

2 後ろまでむけた人→血圧も上がりにくいし老けにくい、太りにくい。
後ろまで向けたけど突っ張る人→ちょっとヤバイ状態

後ろまで向けなかった人→だいぶヤバイ状態

リンパの流れも悪くなってるし、姿勢も悪くなって、心臓への負担が上がるから血圧も上がりやすい。顔もたるんできて老けてしまいやすい。

STEP❶ 胸鎖乳突筋を押す

最初に、首の筋肉をほぐしていきます。

15秒

1 耳のすぐ下の骨の出っ張りを見つける

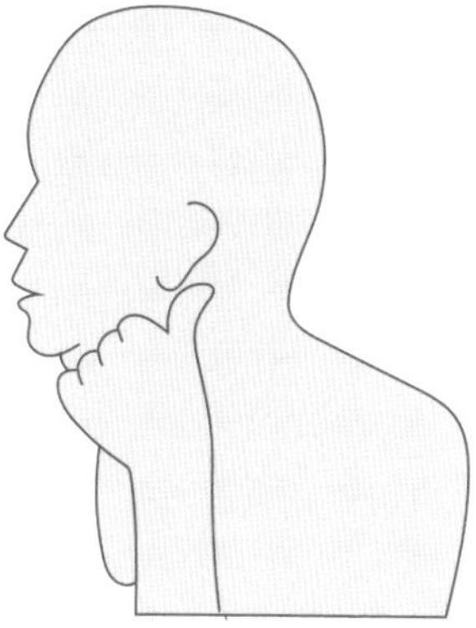

2 そのすぐ下のくぼみに親指を当てる（左右両方）

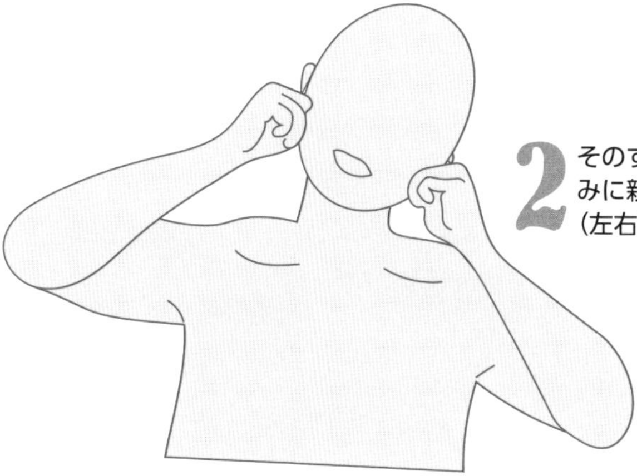

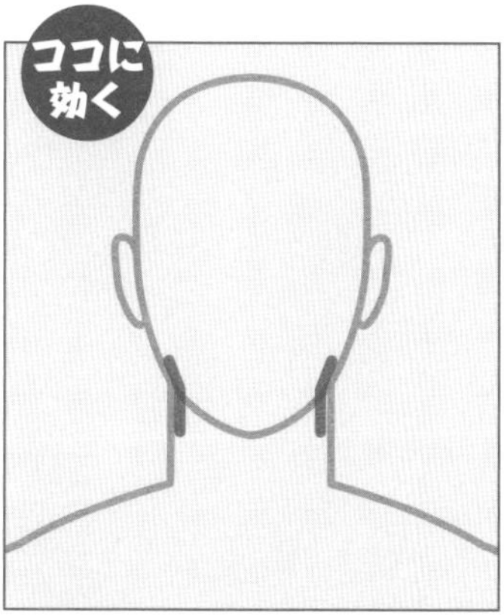

胸鎖乳突筋。首の筋肉をほぐし、首の疲れやコリを解消。

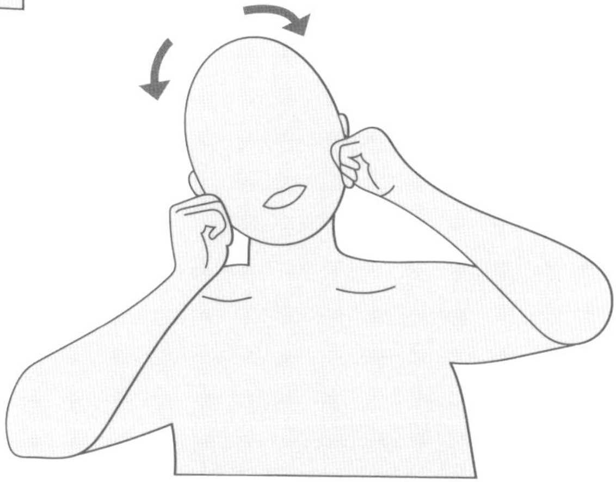

3 押したまま頭を左右交互に倒す。これを 15 秒間繰り返す

STEP❷ 胸鎖乳突筋をもむ

胸鎖乳突筋を 3 箇所つかんでほぐします。

20秒

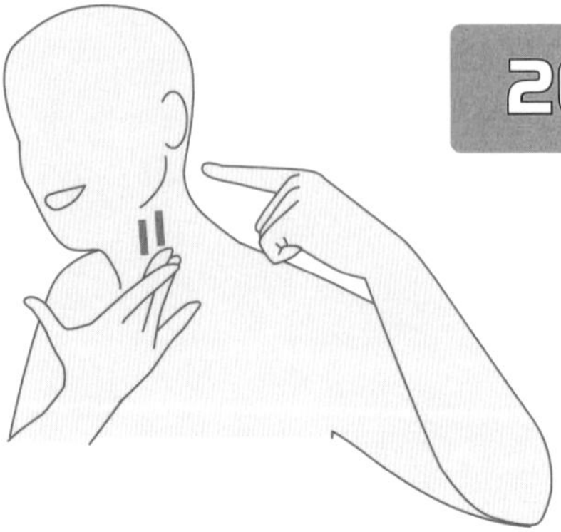

1 耳の下の出っ張りから胸の骨まで続く胸鎖乳突筋を上から順番に 3 カ所をつかむ

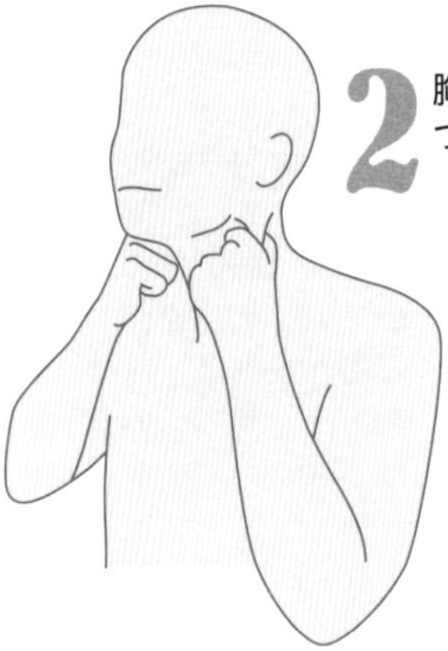

2 胸鎖乳突筋の上部をつかんで離す

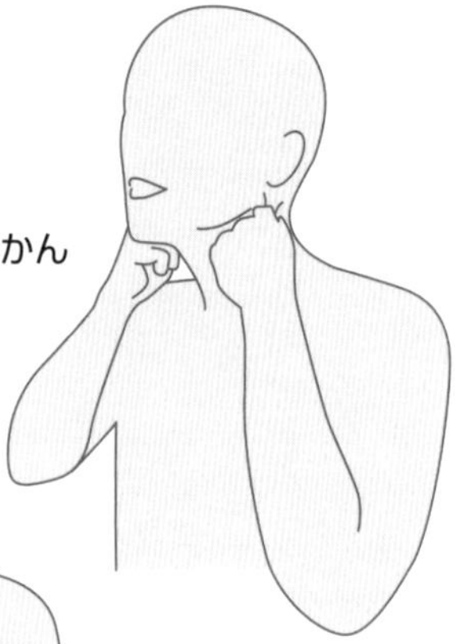

3 中部をつかんで離す

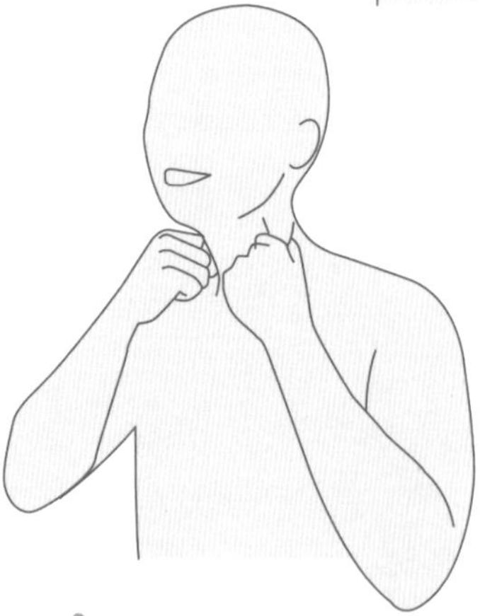

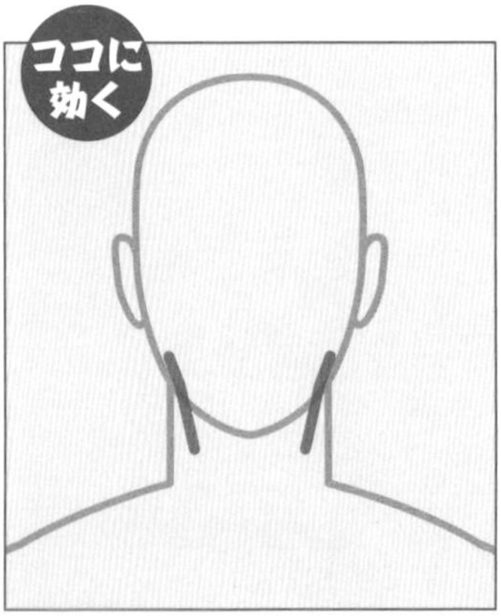

胸鎖乳突筋。首の筋肉を 3 箇所からほぐし、首の柔軟性を向上。

4 下部をつかんで離す。また 2 に戻ってつかんで離すを 20 秒間繰り返す

STEP③ 胸鎖乳突筋を伸ばす

直接ほぐした後は、グーっと伸ばしてストレートネックの解消へ繋げます。

左右20秒

1 上体を真っすぐにして、
右手で左肩を押さえる

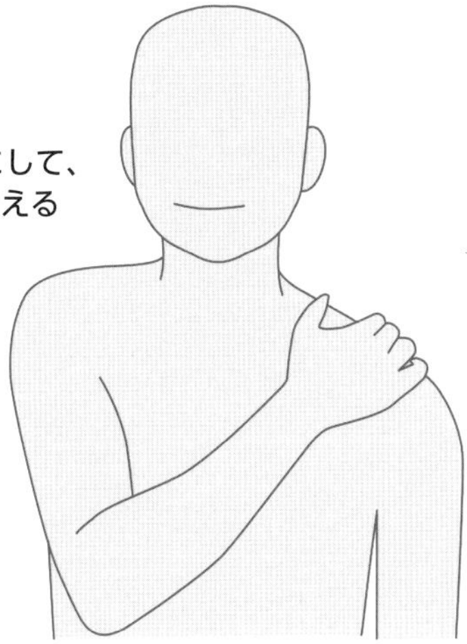

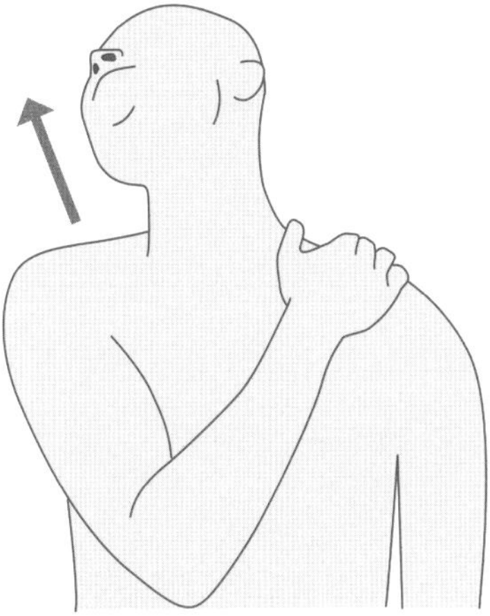

2 顔を右上に向ける。

POINT

なるべく口を閉じる。

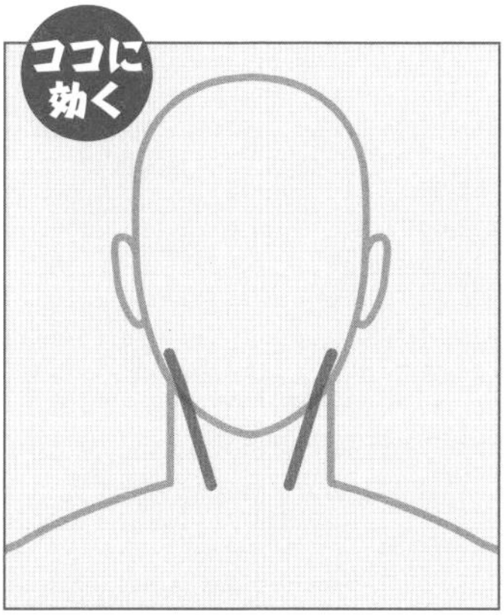

胸鎖乳突筋。首の筋肉を伸ばし、ストレートネックの予防と改善。

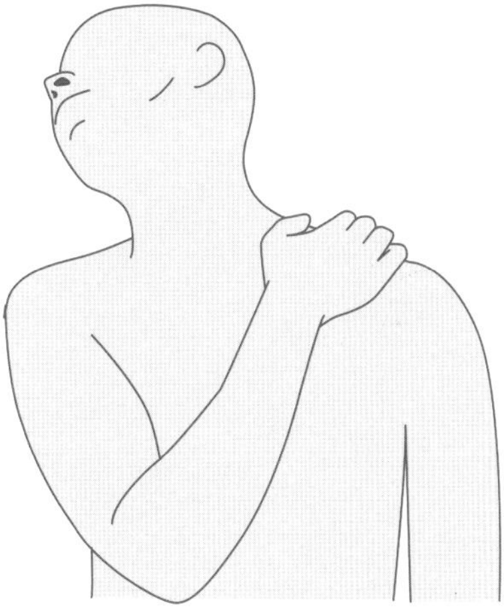

3 首にある胸鎖乳突筋を無理のない範囲で20秒間伸ばす。反対も同様に

ほうれい線がマジで薄くなる！
ブルドッグ顔解消エクササイズ

全5STEP

STEP❶ 側頭筋はがし

こめかみ～頭の横についている筋肉。ここが硬いとほうれい線ができやすくなってしまう。

1 こめかみの部分に
手のひらを当てる

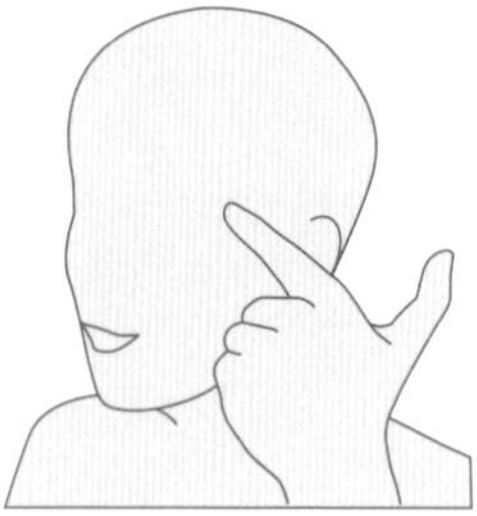

30秒

動画はコチラ

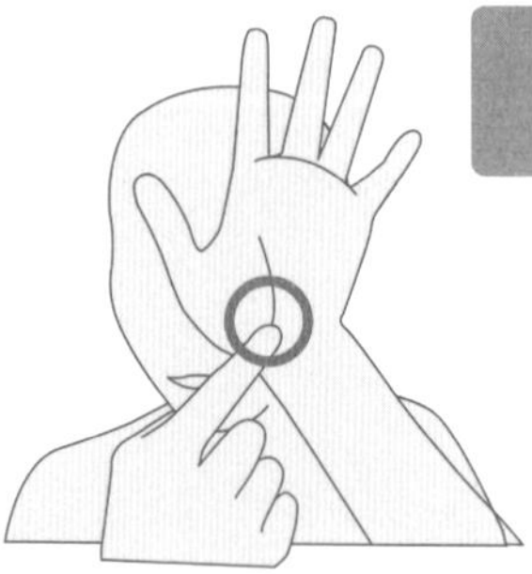

2 当てるのは手のひらの
下の中心部分

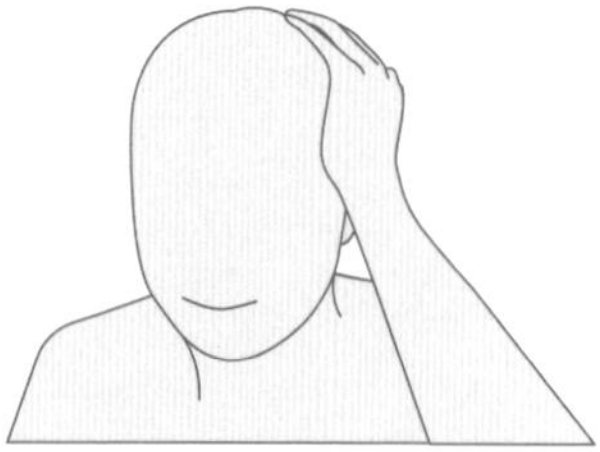

3 指で側頭部を包み込む。
反対も同様に

POINT

息を吐きながら優しくマッサージ

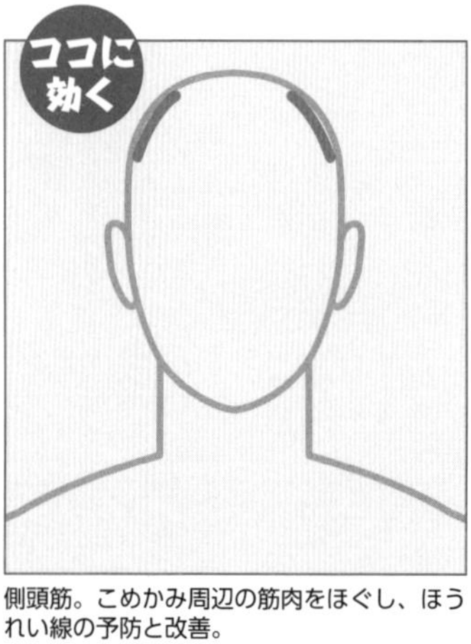

側頭筋。こめかみ周辺の筋肉をほぐし、ほうれい線の予防と改善。

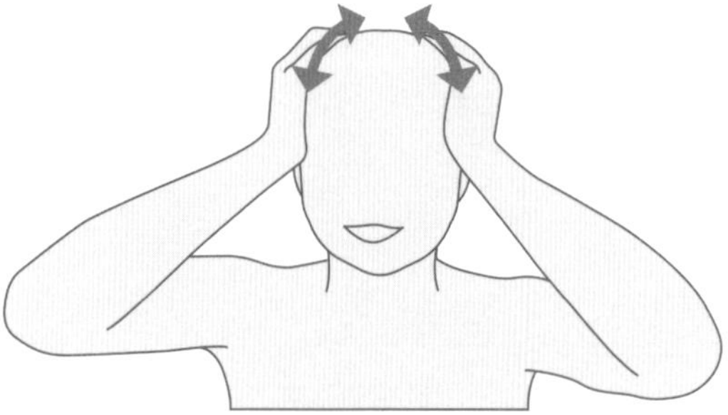

4 このまま手を上下に動かして 30 秒間マッサージ

STEP❷ 大頬骨筋はがし

ここが硬いと、下方向に頬が垂れてきてしまいます。

30秒

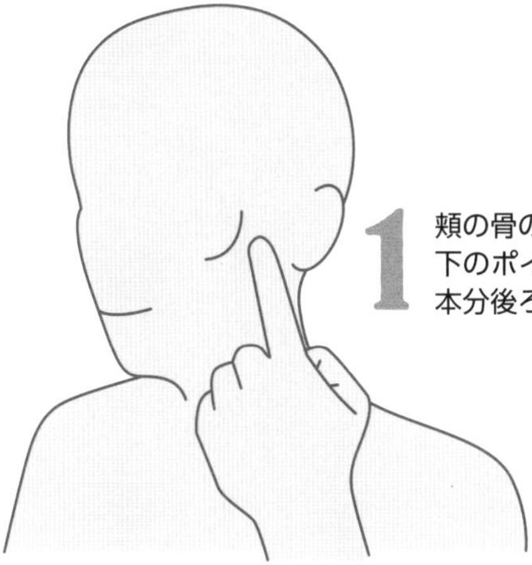

1 頬の骨の出っ張りのすぐ下のポイントから、指1本分後ろの部分

2 指3本を重ねる。皮膚の中の筋肉をぐっと押し込んで、後ろ、上に軽くストレッチをかける。30秒間行う

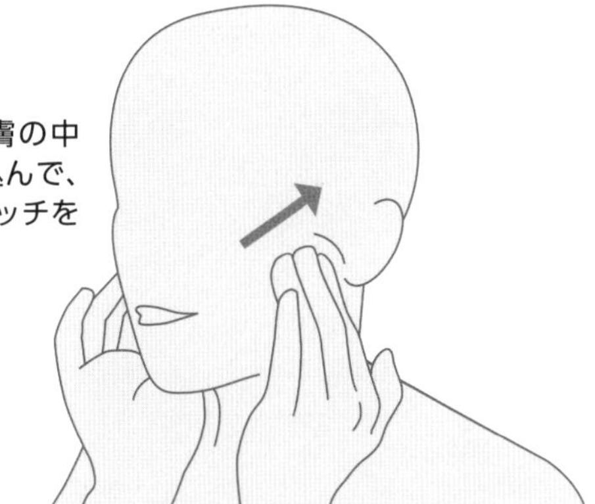

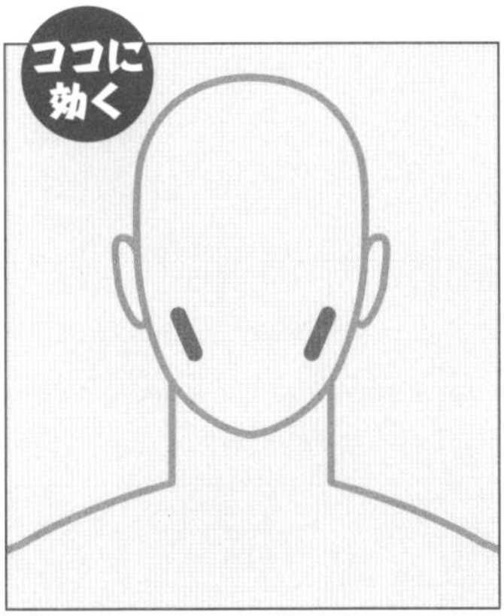

大頬骨筋。頬の筋肉をほぐし、顔のたるみを予防。

STEP❸ 胸鎖乳突筋、広頸筋はがし

ここをほぐすと、顔を下方向に引っ張ってしまうのを防げます。

左右20秒

1 左手で右の鎖骨の上に手を置く

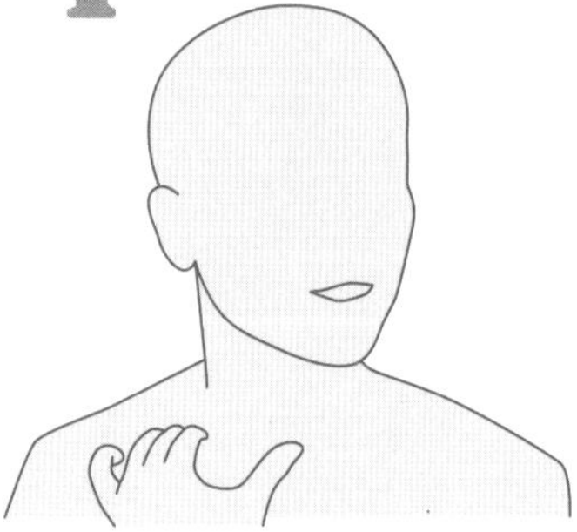

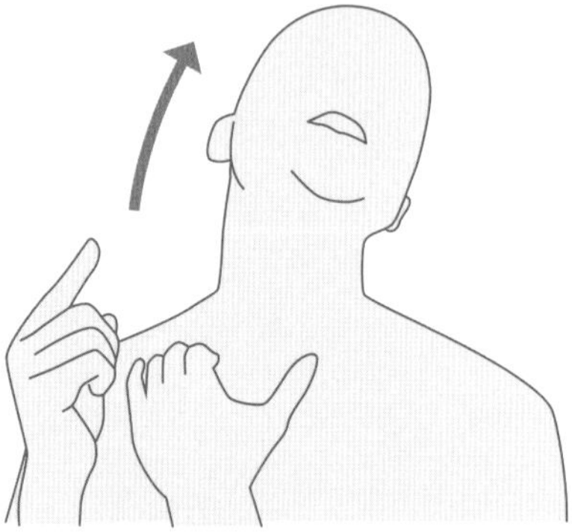

2 顔は左上を向いて、首を伸ばす

3 耳のすぐ下の骨のでっぱりのすぐ下に手を当てる

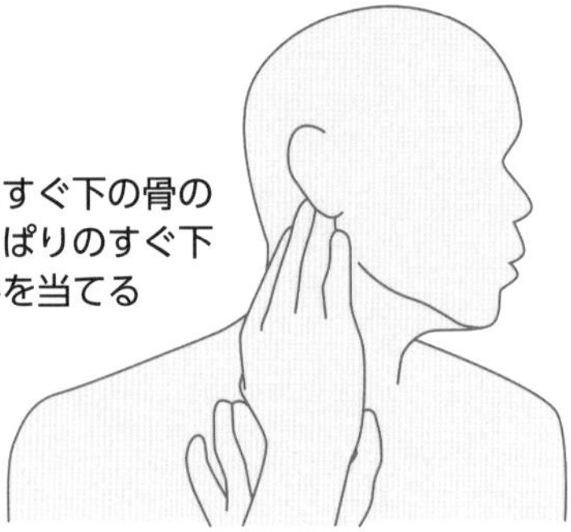

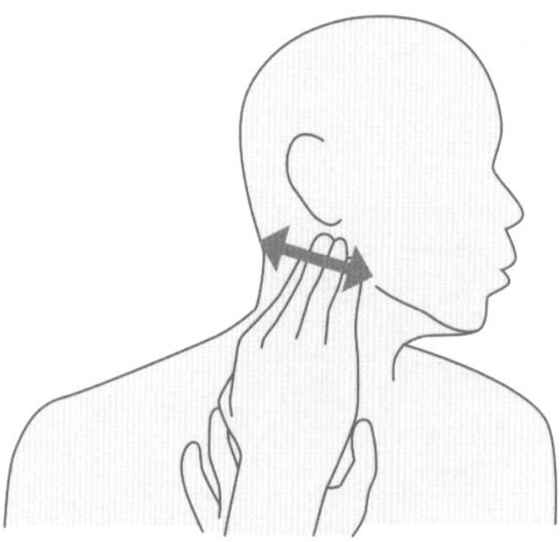

4 そこを横方向に動かしてマッサージ。20秒間行う。反対側も同様に

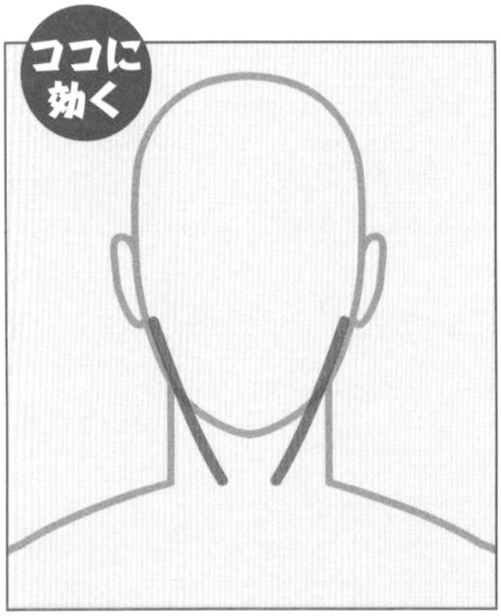

胸鎖乳突筋、広頸筋。首の前部の筋肉をほぐし、顔のリフトアップ効果。

STEP❹ 口輪筋筋トレ

STEP❶〜❸まではストレッチでした。STEP❹-❺は筋力トレーニングを行っていきます。

30秒

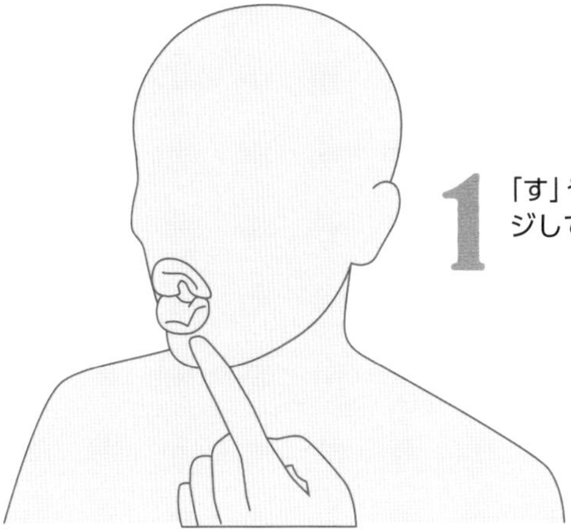

1 「す」や「ほ」と発音する時をイメージして、口を前に尖らせる

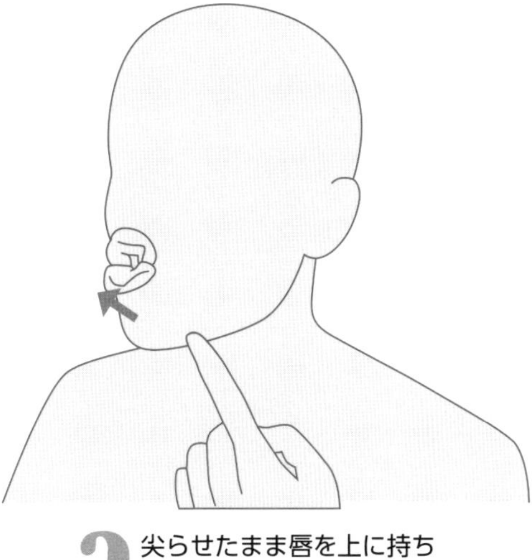

2 尖らせたまま唇を上に持ち上げて下げる。これを 30 秒間繰り返す

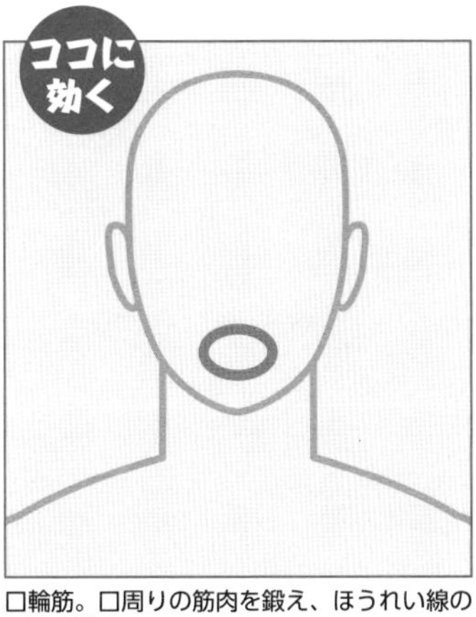

口輪筋。口周りの筋肉を鍛え、ほうれい線の予防と改善。

STEP⑤ 大頬骨筋筋トレ

口角を引き上げる筋肉をトレーニングしていきます。

30秒

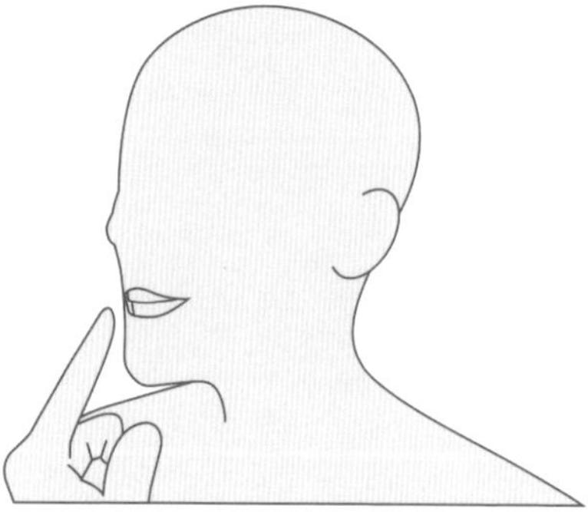

1 上の歯と下の歯を合わせる

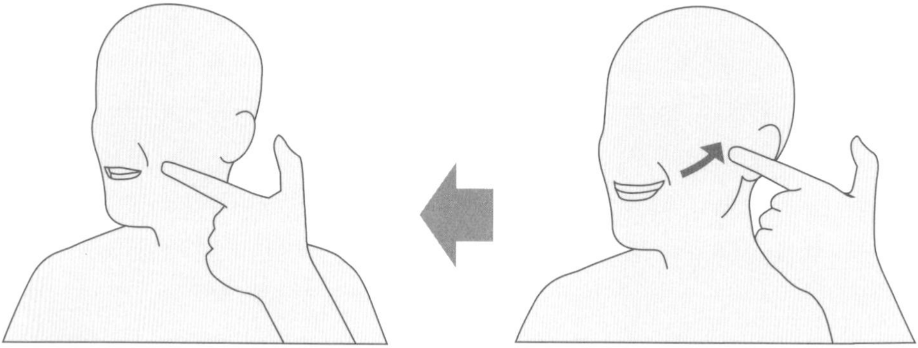

2 口角を上に持ち上げるように「ニッ」「ニッ」と上げていく。これを 30 秒間行う

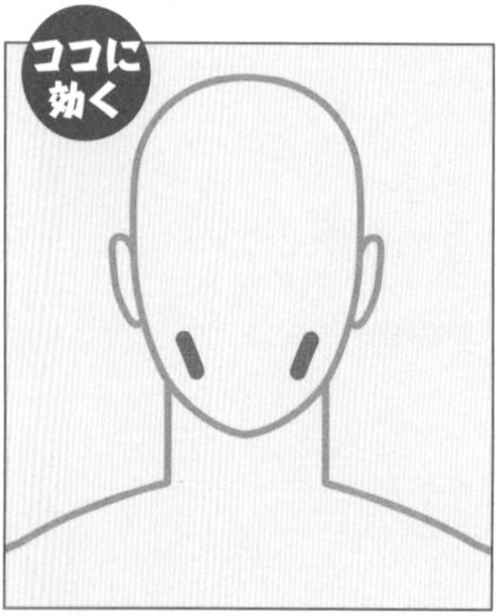

大頬骨筋。口角を引き上げる筋肉を強化し、笑顔の美しさを保つ。

肩こり・首こり・頭痛も解消!
ほうれい線を消すリンパ流し

全6STEP

STEP❶ 鎖骨下のリンパを流す

まずは、鎖骨下のリンパを片方ずつ流していきます。

左右10秒

動画はコチラ

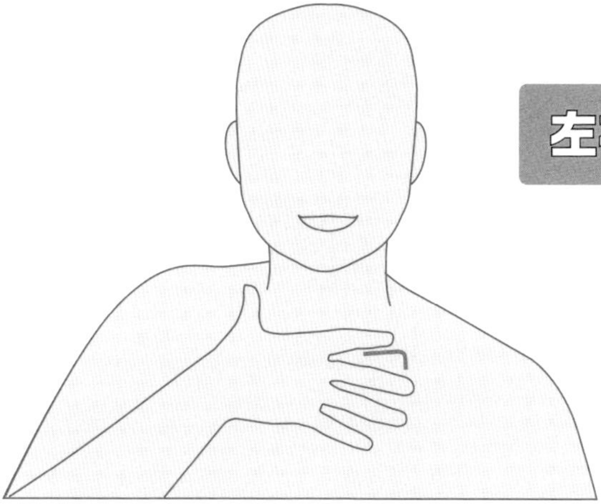

1 右手の人差し指と中指で左側の鎖骨を挟む。

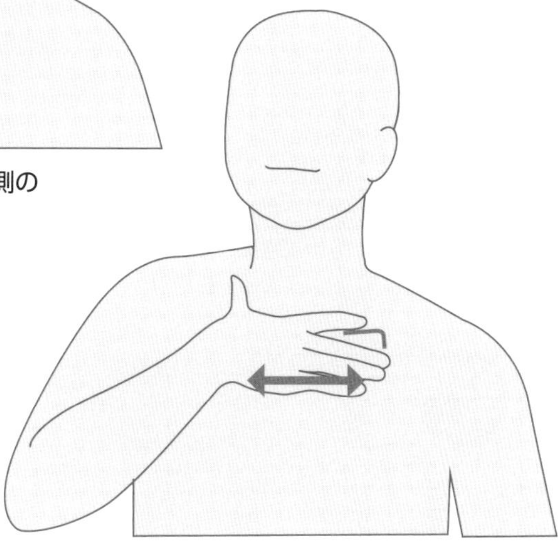

2 挟んだまま、左右に 10 秒間ほぐしていく。反対も同様に

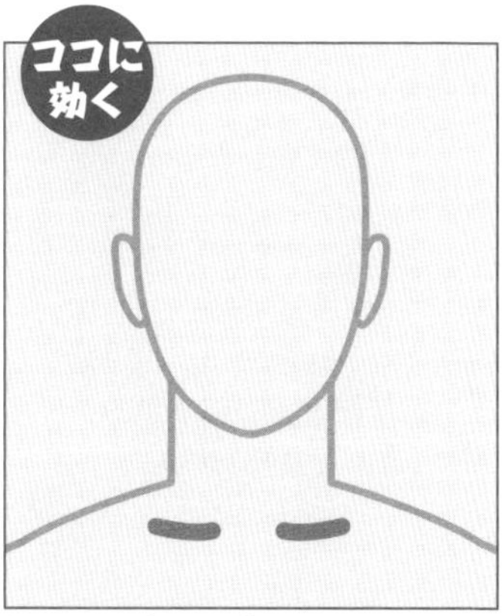

鎖骨下リンパ。リンパの流れを改善し、顔のむくみや老廃物の排出を促進。

STEP❷ 耳周りのリンパを流す

スマホを見ながらやっている人は、片方ずつでOK。

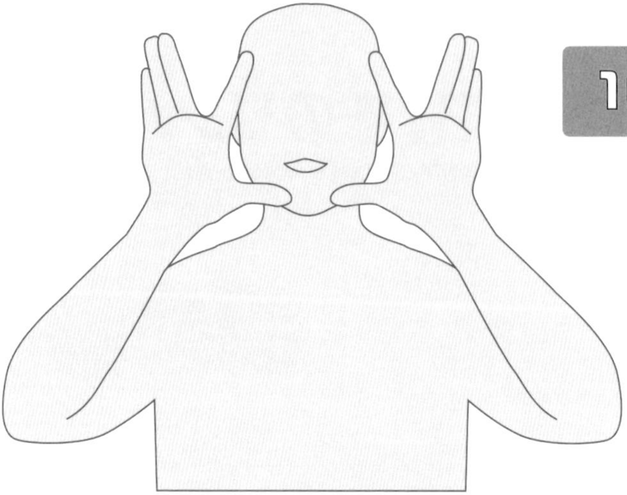

10秒

1 手をパーにした状態から中指、薬指、小指をくっつけた状態にする

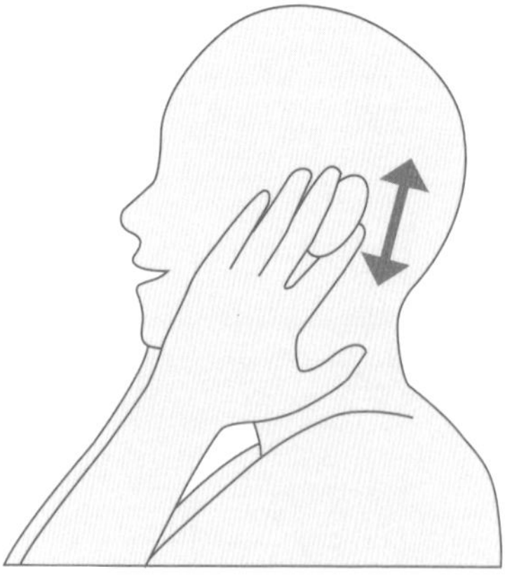

2 1の状態のまま、人差し指と中指で耳を挟み、上下に10秒間ほぐす

POINT

スマホを持って使いたい方は、片方ずつやっても効果あり

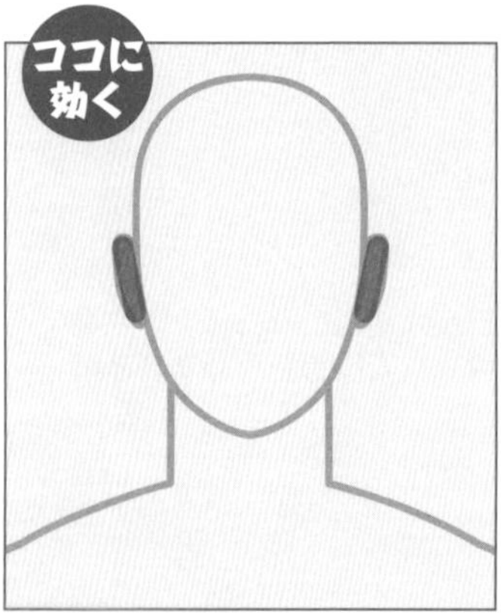

耳周りのリンパ。耳周りのリンパの流れを良くし、顔の血行を促進。

STEP❸ 頭周りのリンパを流す

こめかみと側頭部をマッサージ。

10秒

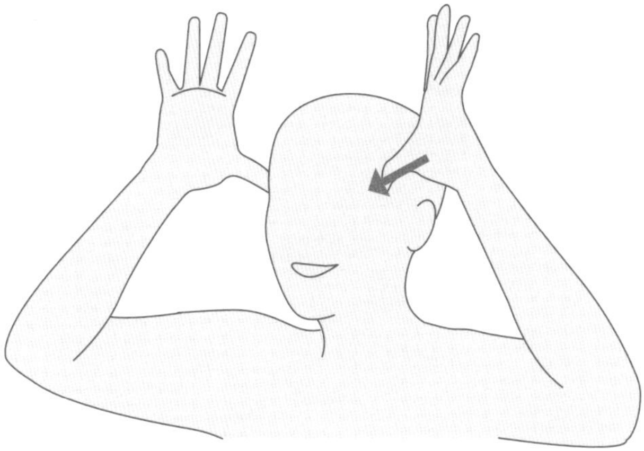

1 親指をこめかみに当てて、ほかの指は側頭部を掴む

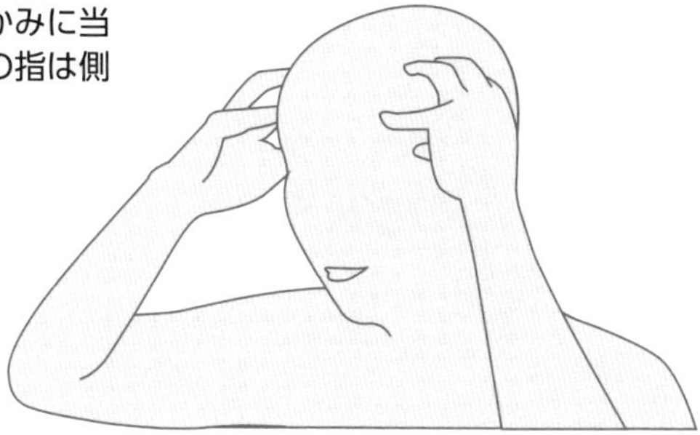

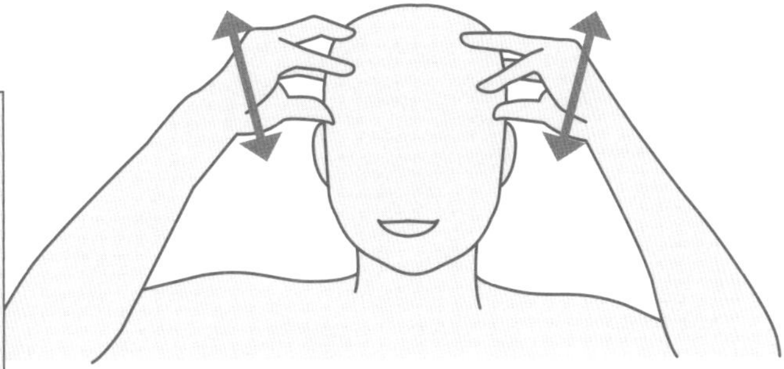

2 このまま上下に 10 秒間マッサージ

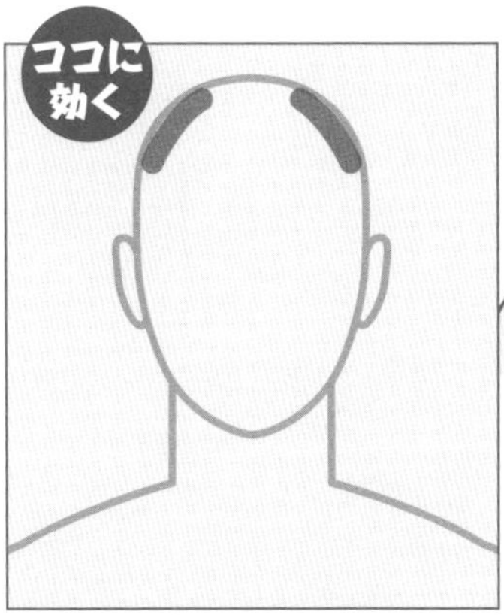

頭周りのリンパ。こめかみと側頭部のリンパの流れを改善し、頭痛の予防と緩和。

STEP❹ 頬の骨をリフトアップ

3つのリンパを流したら、次はリフトアップしていきます。

10秒

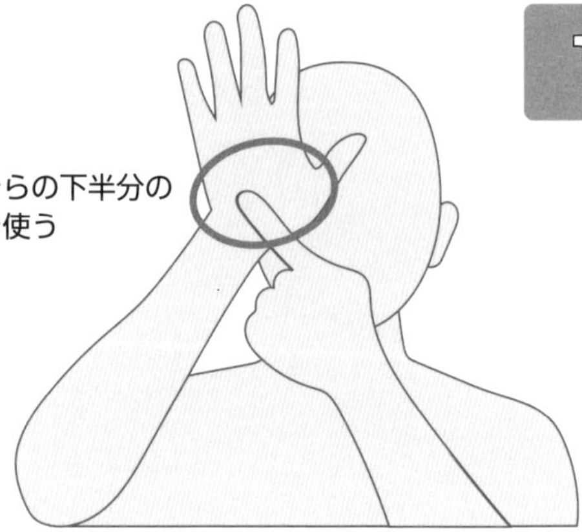

1 手のひらの下半分の範囲を使う

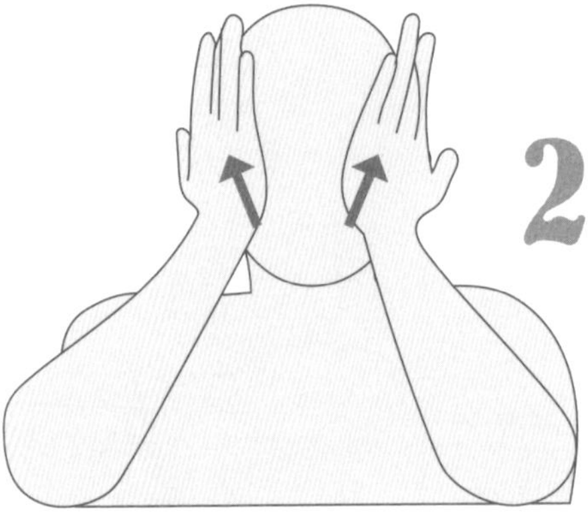

2 1の部分を頬の骨に当てて、内側に寄せてから上に持ち上げて10秒間キープ

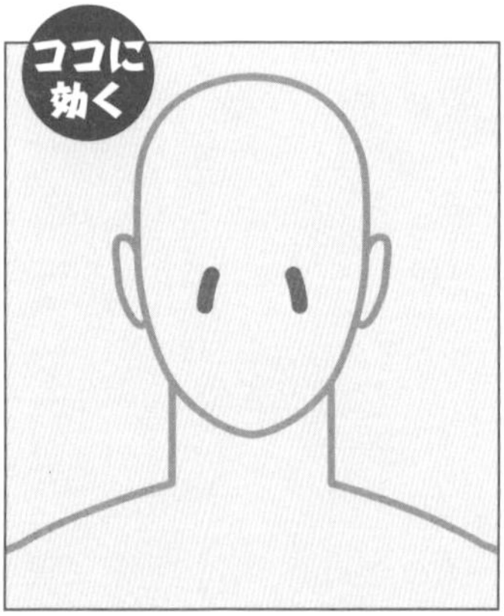

頬の骨。頬のリフトアップ効果で、ほうれい線の予防と改善。

STEP⑤ こめかみのリフトアップ

2本の指を使ってリフトアップしましょう。

10秒

1 人差し指と中指の2本をこめかみに当てる

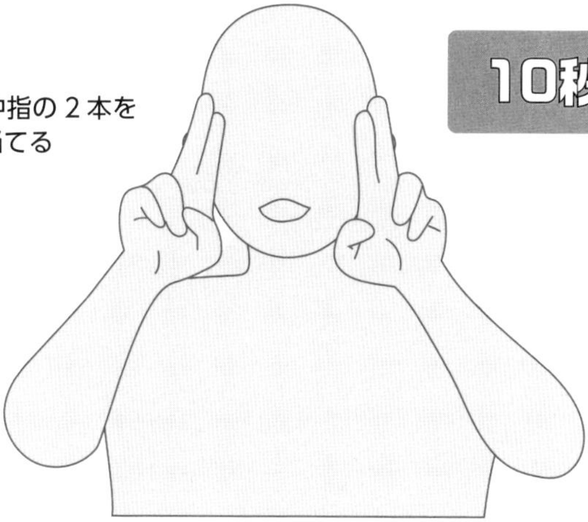

2 ぐっと押し込んだら、後ろに引いてから上に上げて皮膚をリフトアップ

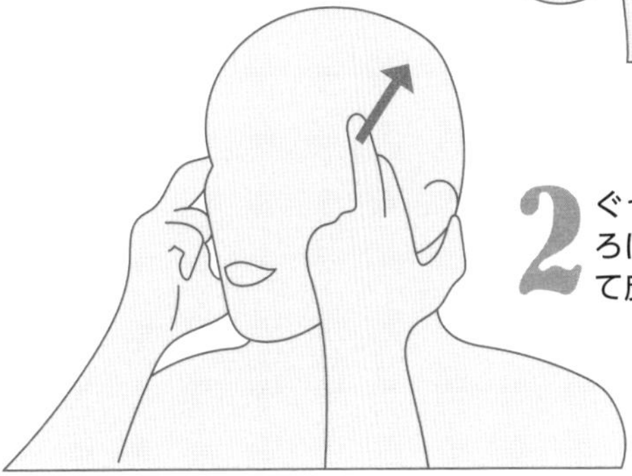

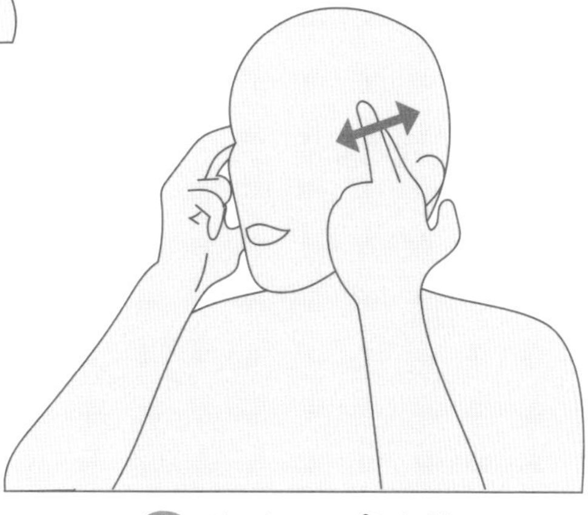

3 リフトアップした状態で、横に10秒間ほぐしていく

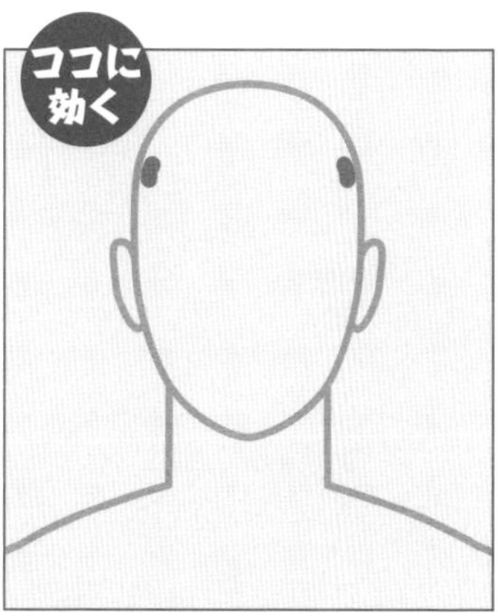

皮膚のリフトアップ。皮膚を引き上げ、ほうれい線やたるみの予防。

STEP⑥ 筋肉の活性化・リフトアップ

強く抑え過ぎなくて OK。筋肉を活性化させていきます。

10秒

1 頬の骨の一番出っ張った部分から

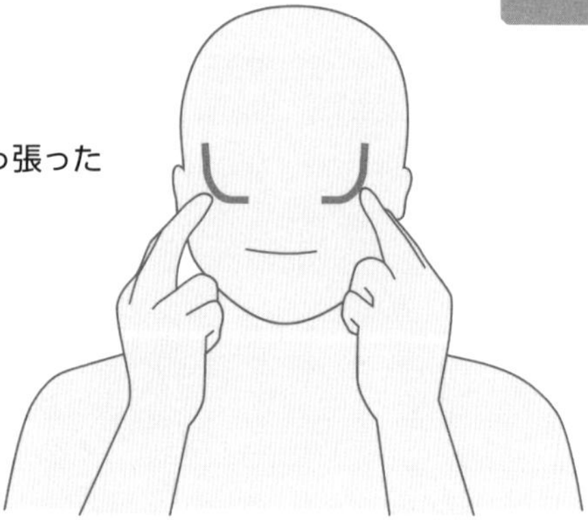

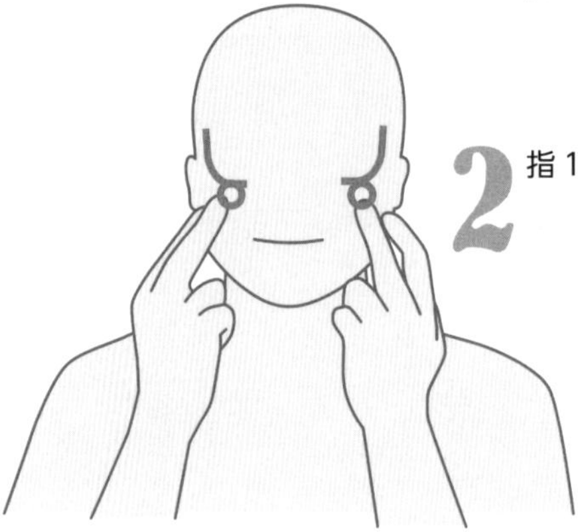

2 指 1 本分下、

3 さらに指 1 本分内側のポイントを押える

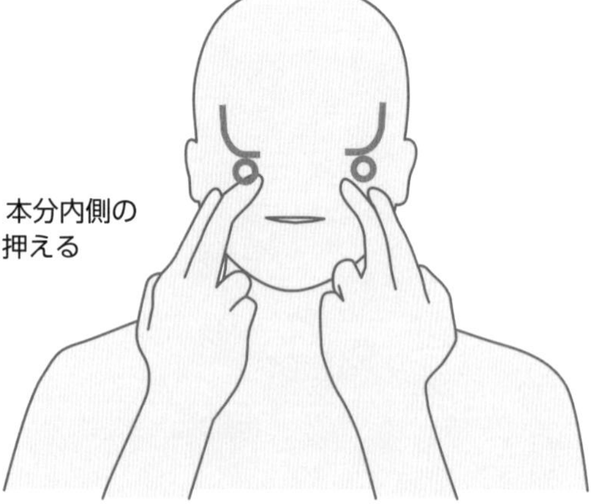

POINT
そんなに強く押さえなくて良い

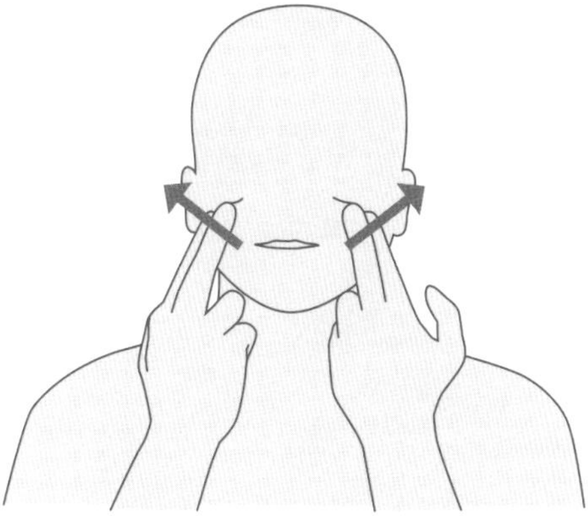

4 ポイントを押さえながら外→
上へ引っ張る

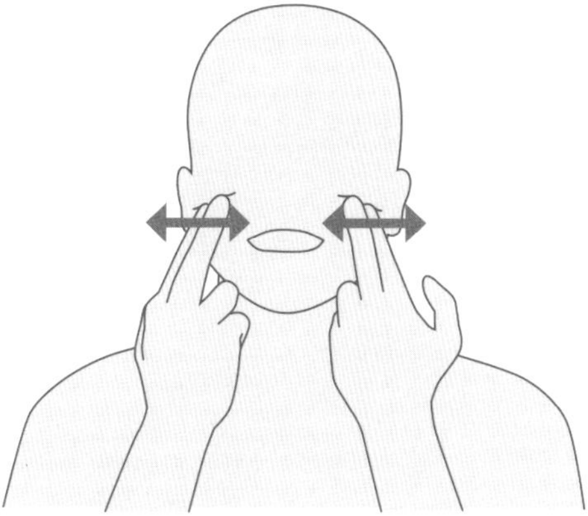

5 上げたまま、横に動かして
10 秒間ほぐす

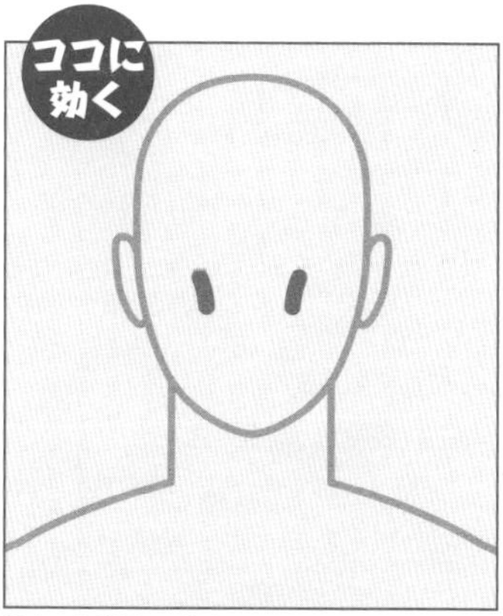

筋肉の活性化。筋肉を活性化させ、顔のリフトアップ効果を高める。

顔中の毒素を流す！
マリオネットラインを解消！

全11STEP

STEP❶ 前首ストレッチ

まず最初に、土台を整えていきます。

左右10秒

動画はコチラ

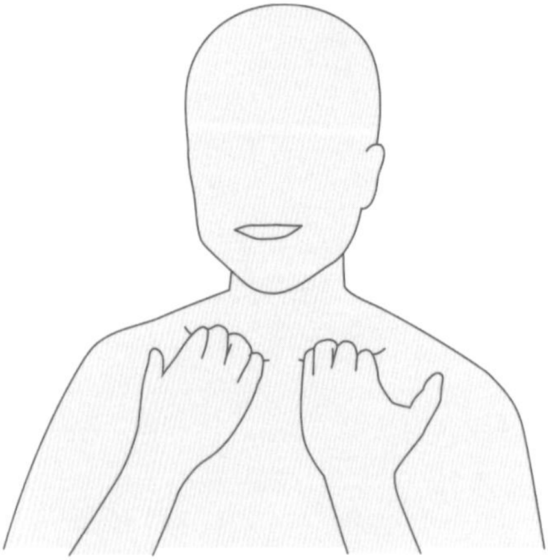

1 両手で鎖骨の上を持つ

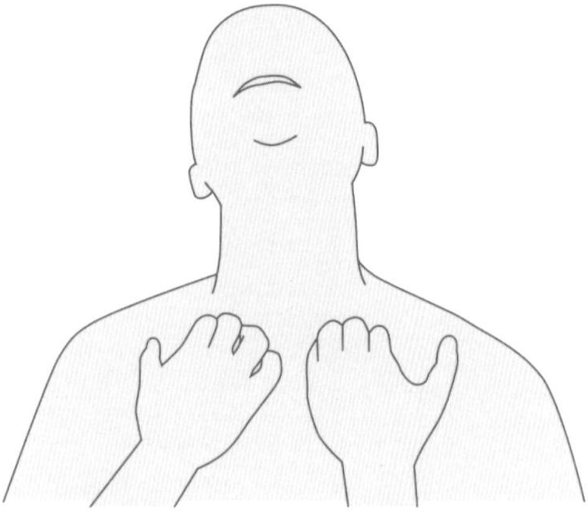

2 そのまま、グーっと上を向く

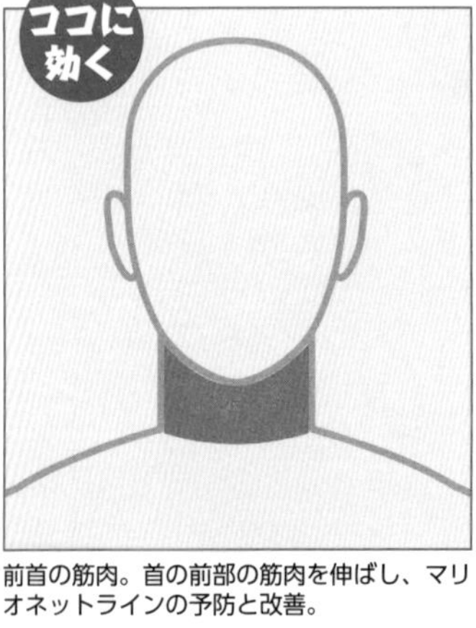

前首の筋肉。首の前部の筋肉を伸ばし、マリオネットラインの予防と改善。

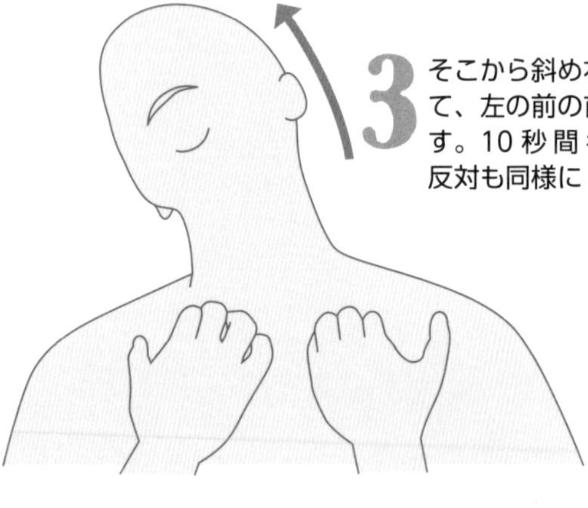

3 そこから斜め右に倒して、左の前の首を伸ばす。10 秒間 キープ。反対も同様に

STEP❷ 後ろ首マッサージ

後頭部を縦方向にマッサージしていきます。

10秒

1 後頭部の骨の出っ張りを探す

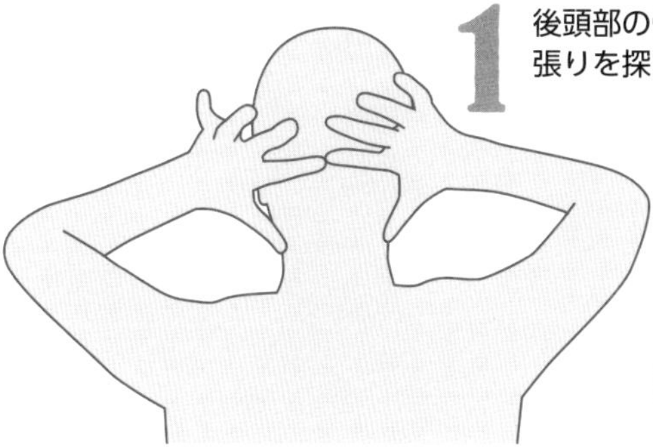

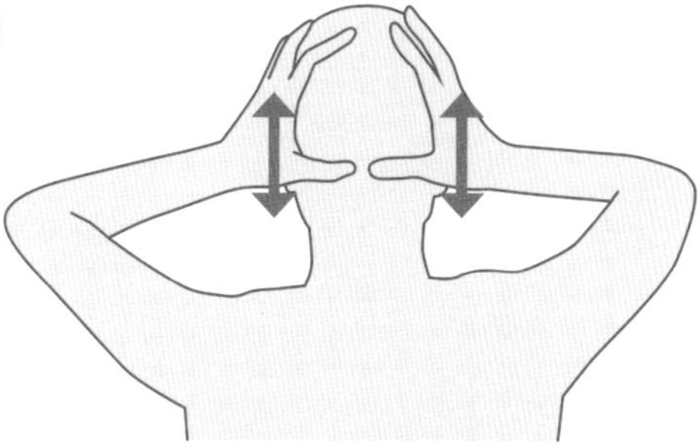

2 そのすぐ下に親指を当てて、残りの指で後頭部全体を包み、縦方向に 10 秒間マッサージ

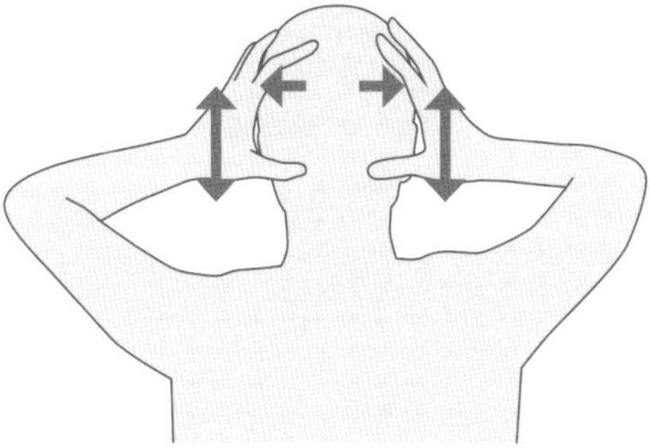

3 親指を指 1 本分くらい横にずらして、さらに 10 秒マッサージ

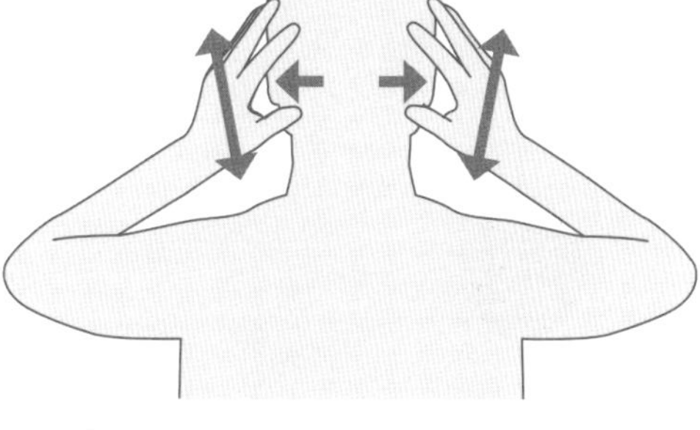

4 親指をさらに指 1 本分を横にずらして、さらに 10 秒マッサージ

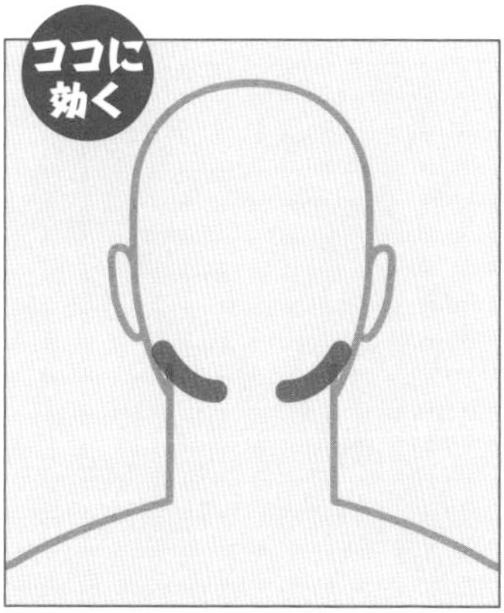

後ろ首の筋肉。後頭部の筋肉をほぐし、頭痛や首の疲れを緩和。

STEP③ 側頭部マッサージ

指をずらしながらマッサージしていくのがポイント。

10秒

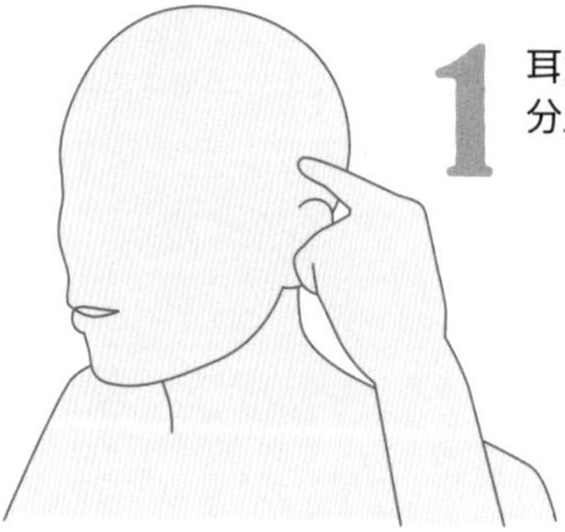

1 耳から指2本分上の部分

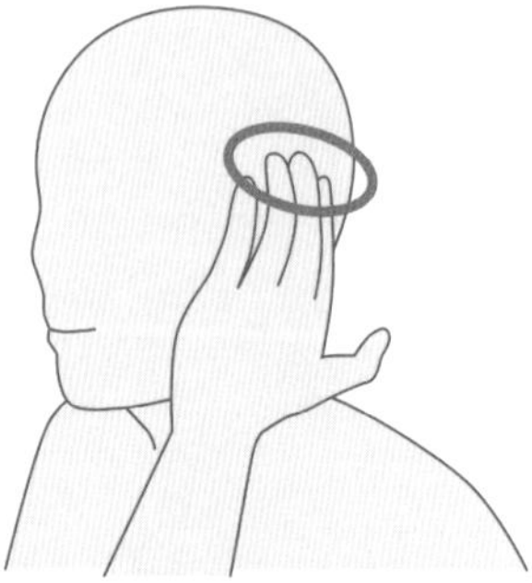

2 この部分に指3本を当てる

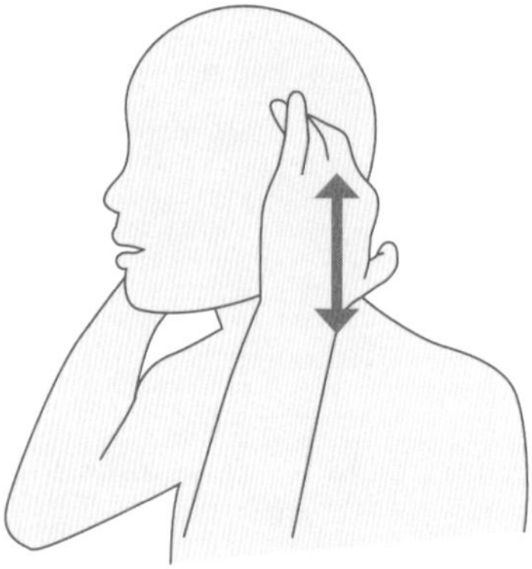

3 縦方向に10秒間マッサージ

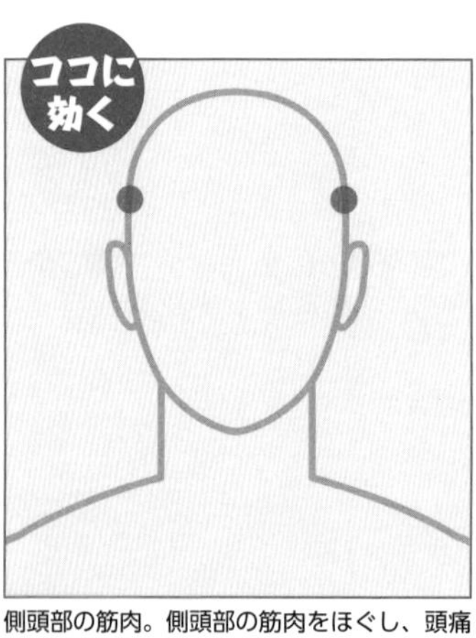

側頭部の筋肉。側頭部の筋肉をほぐし、頭痛の予防と緩和。

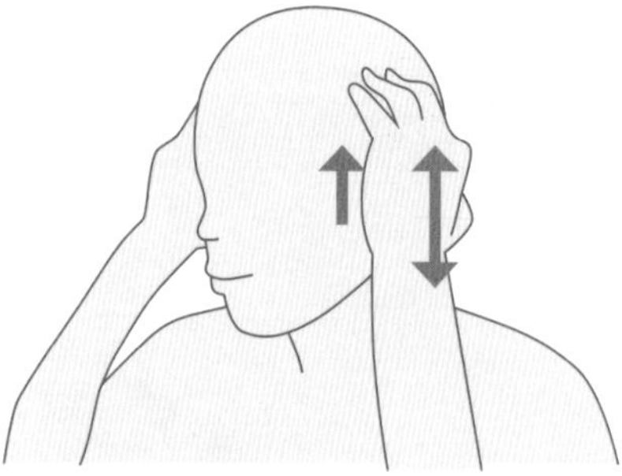

4 さらに指1本分上にずらして、縦方向に10秒間マッサージ

STEP❹ 髪の生え際マッサージ

髪の生え際を意識して縦方向にマッサージしていきます。

10秒

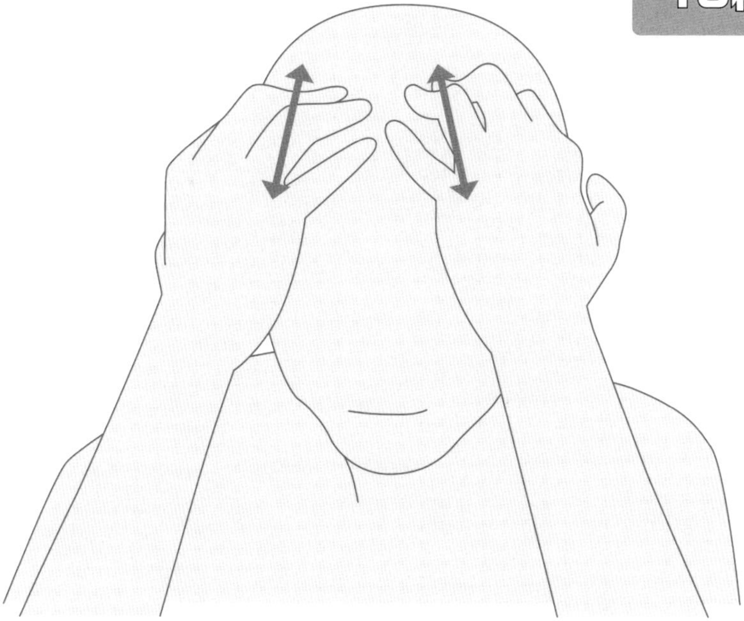

1 髪の毛の前の生え際に指を当てて、
縦方向にマッサージ 10 秒

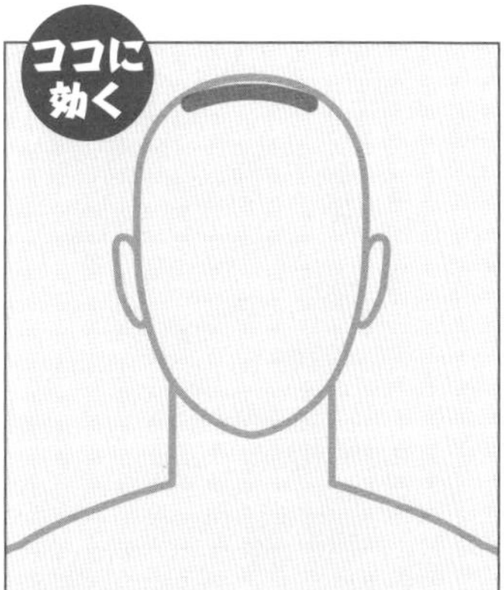

髪の生え際。髪の生え際の筋肉をほぐし、頭皮の血行を促進。

STEP⑤ 頭頂部マッサージ

中心に寄せるようにマッサージしていきます。

10秒

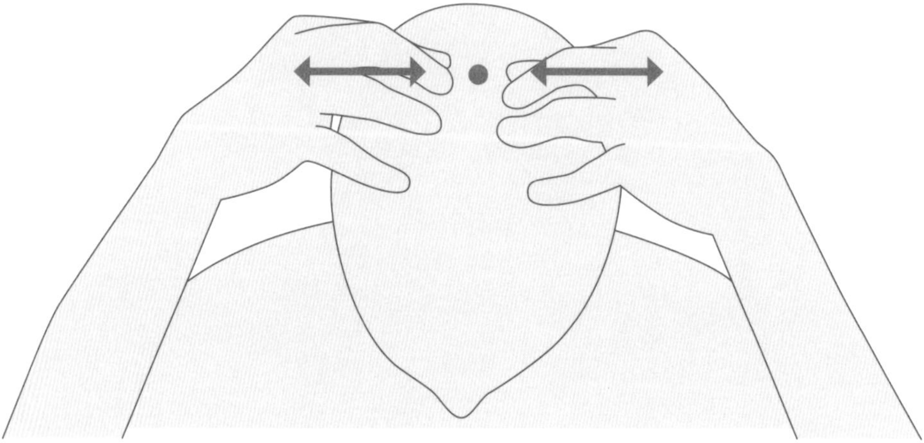

1 頭頂部の中心から指 1 本分外側のところに、両手で指を立てる。中心に向かって寄せるように 10 秒間マッサージ

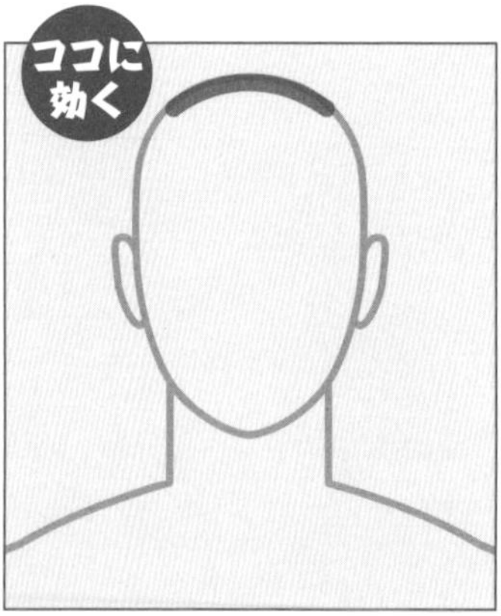

頭頂部の筋肉。頭頂部の筋肉を中心に寄せることで、頭皮のリフトアップ効果。

STEP⑥ 後頭部マッサージ

頭皮ほぐしラストのマッサージです。

10秒

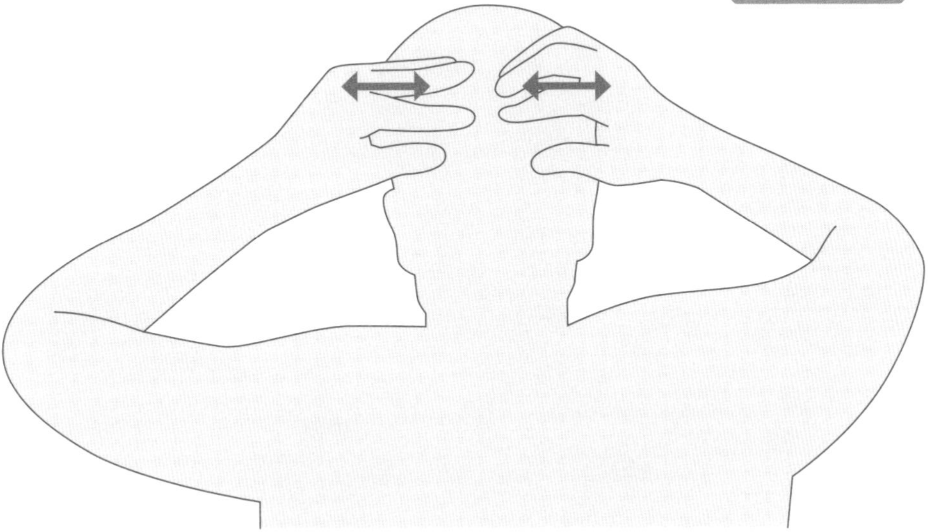

1 後頭部も、頭頂部マッサージと同様に、両手で指を立てて、中心に向かって寄せる感じで 10 秒間マッサージ

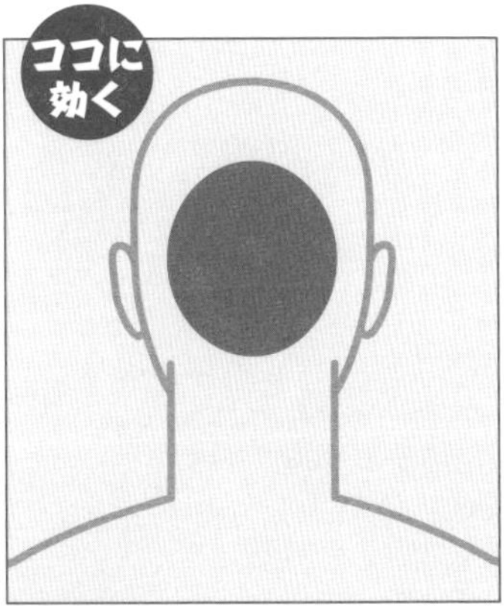

後頭部の筋肉。後頭部の筋肉をほぐし、頭痛や首の疲れを緩和。

STEP❼ 眉毛マッサージ

ここからは顔のマッサージをしていきます。

10秒

1 眉毛をぎゅっとつまんで、上に持ち上げる

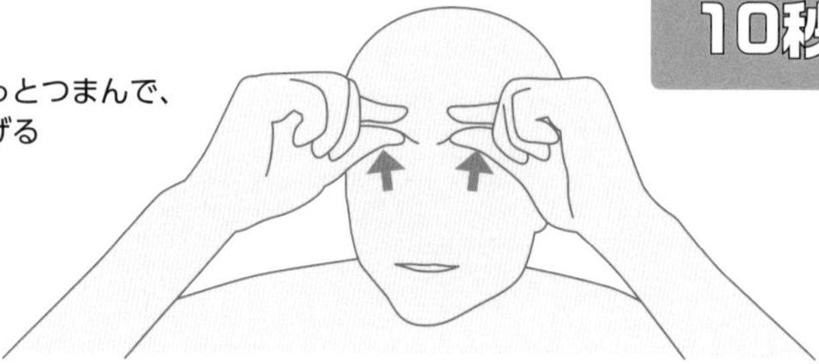

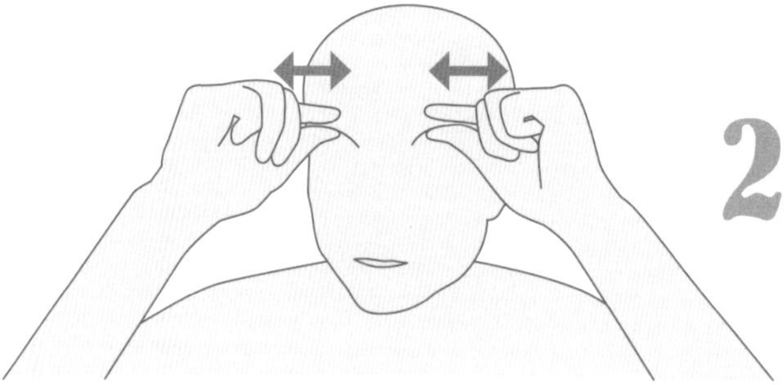

2 横方向に 10 秒間マッサージ

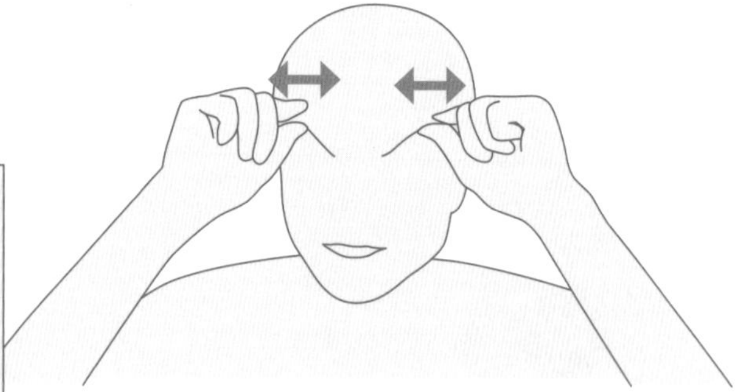

3 指を 1 つ横にずらして、同様に 10 秒間マッサージ。終わったらさらに指を 1 つ横にずらして同様に

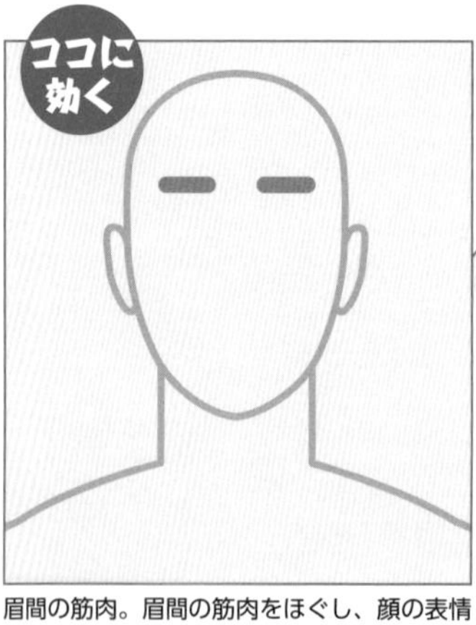

眉間の筋肉。眉間の筋肉をほぐし、顔の表情筋の柔軟性を向上。

STEP⑧ 目のくぼみマッサージ

目の斜め上のくぼんでいる箇所をマッサージしていきます。

10秒

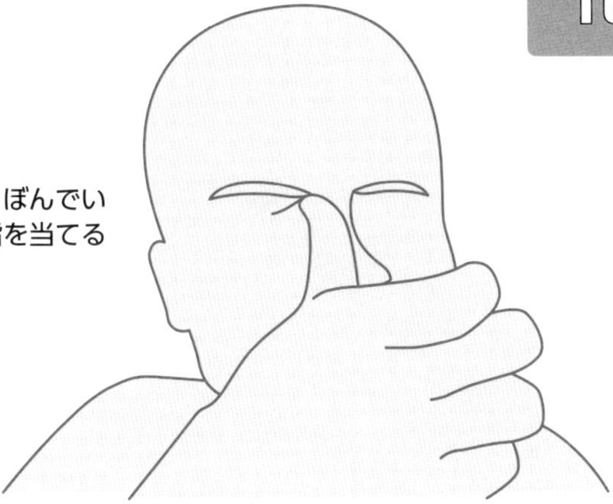

1 目と鼻の間のくぼんでいるところに親指を当てる

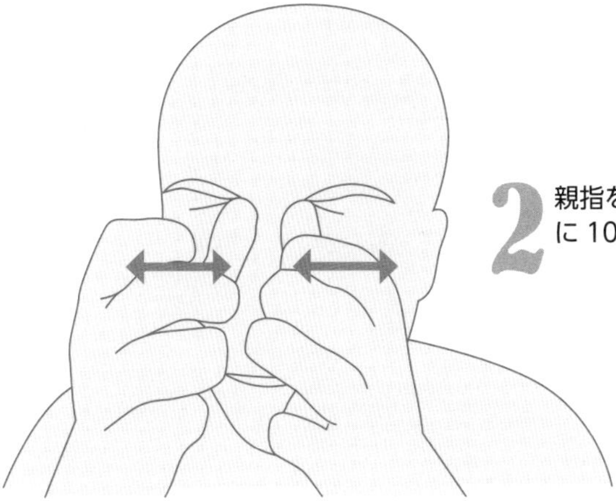

2 親指を当てたら、横方向に 10 秒間マッサージ

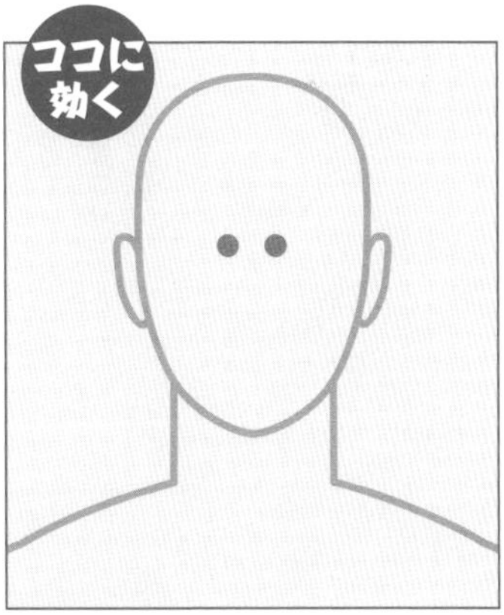

目の周りの筋肉。

STEP⑨ 頬骨筋マッサージ

少し痛いと思いますが、無理せずマッサージしていきましょう。

10秒

1 頬の骨の出っ張りの指１本分下に人差し指の横を当てる

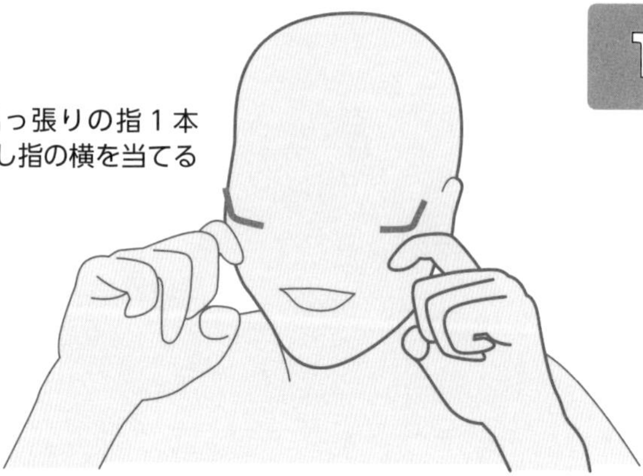

2 当てた指を上に押し上げて、横方向に10秒間マッサージ。さらに、指を１本分後ろにずらして、同様に10秒間マッサージ

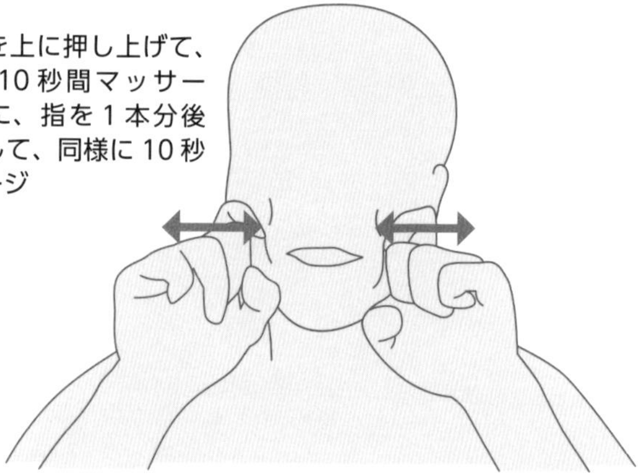

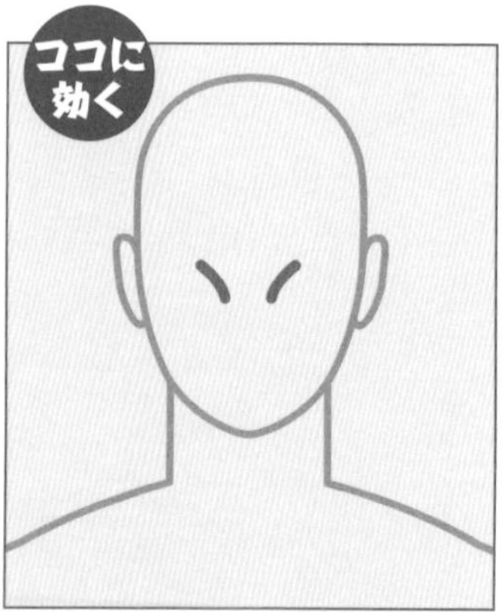

頬骨の下の筋肉。頬のたるみを予防し、フェイスラインを引き締める。

STEP⑩ 咬筋マッサージ

噛む筋肉である「咬筋」をマッサージしていきます。

10秒

1 頬骨筋マッサージの2の位置から、さらに指を1本分後ろにずらす

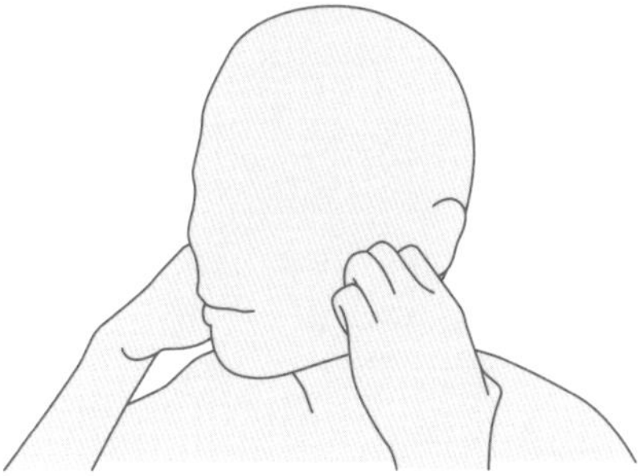

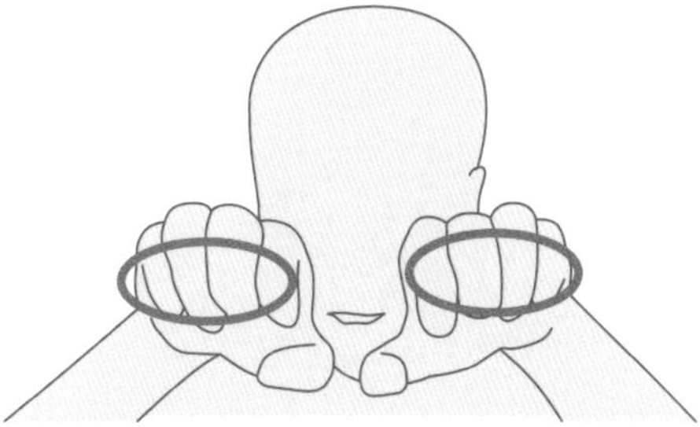

2 マッサージする手の形は、第二関節を曲げた状態で人差し指・中指・薬指を当てる

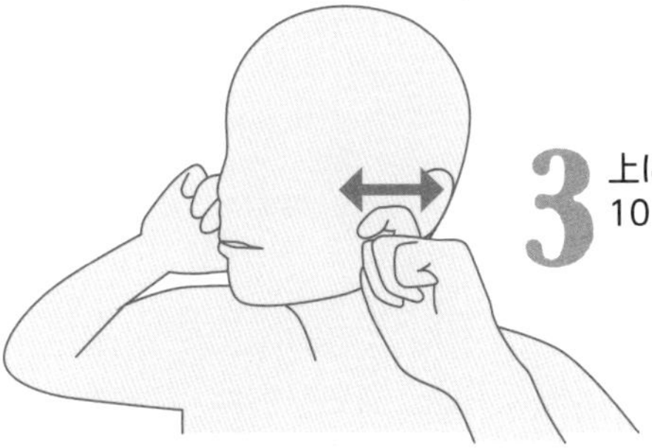

3 上に押し上げて横方向に10秒間マッサージ

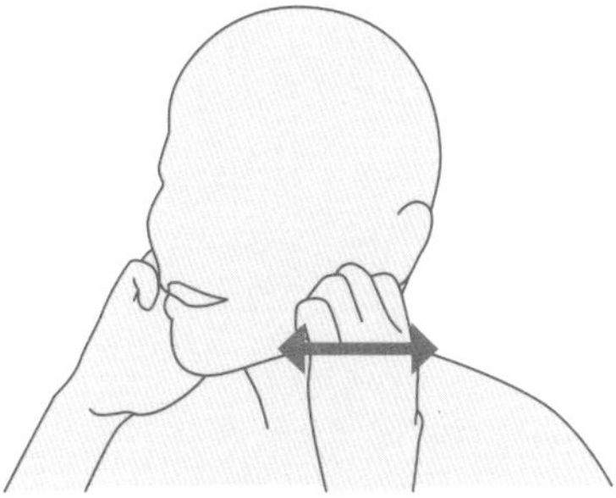

4 指を1本分下にずらしたら、上に押し上げて横方向に10秒間マッサージ。さらに指1本分下にずらす。顎のライン近くの位置で、同様にマッサージ

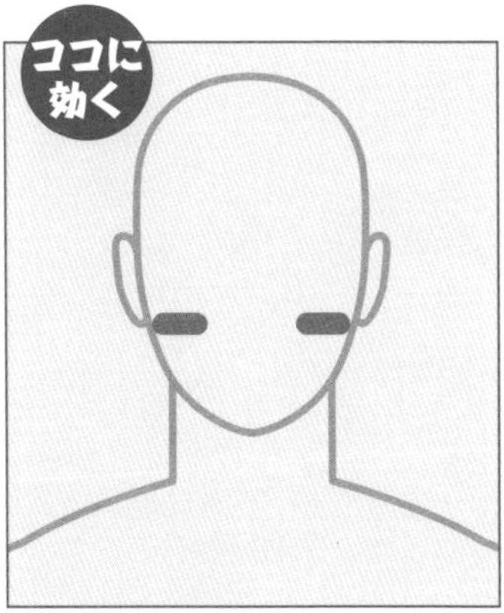

咬筋。顎周りの筋肉をほぐし、顎のラインを引き締める。

STEP⑪ 口角下制筋マッサージ

口角を下へ引っ張る筋肉「口角下制筋」をマッサージしていきます。

10秒

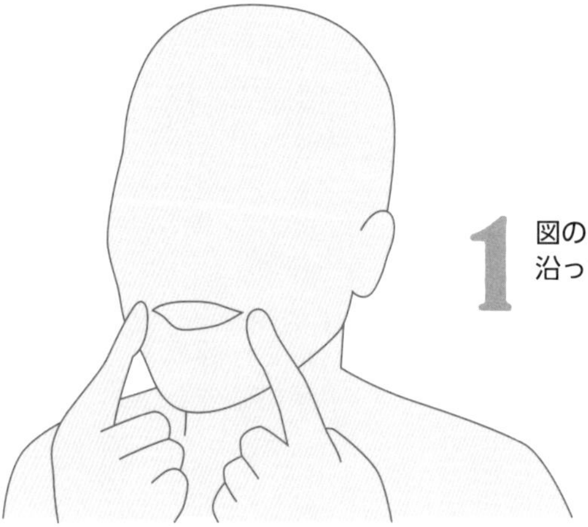

1 図のように、口角の下に沿って人差し指を当てる。

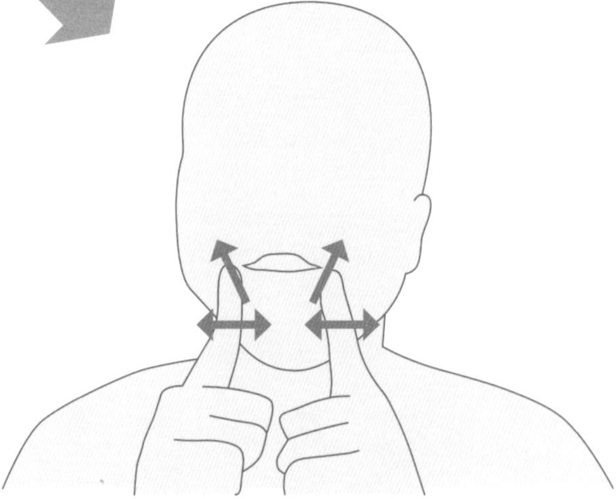

2 上に持ち上げて横方向にマッサージ 10 秒間

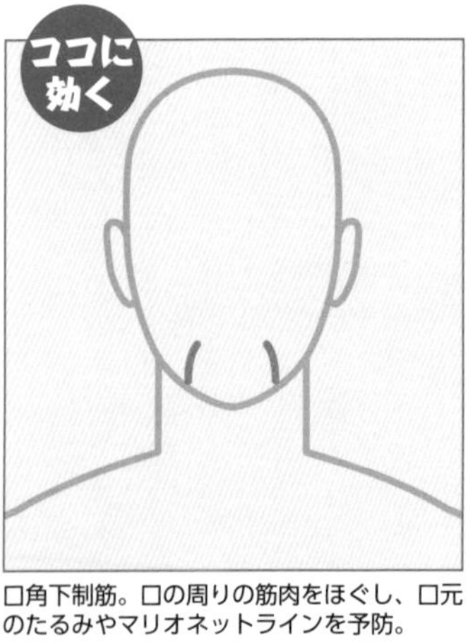

口角下制筋。口の周りの筋肉をほぐし、口元のたるみやマリオネットラインを予防。

第3章

痛み、コリ解消

本章では、痛み、コリを解消するためのマッサージやエクササイズを紹介します。

１つ目は、「神経リリース」に焦点を当てます。神経の緊張を解きほぐす神経リリースによって、代謝アップ、痛みの改善などが期待できます。数秒でできる神経リリースを紹介します。２つ目は、「肩甲骨」です。肩甲骨周りや首周りの筋肉が固まると、リンパの流れが悪くなって、老廃物が溜まり代謝が落ちるので、太りやすく・老けやすくなります。今回は、肩甲骨のリンパを流して、首コリ・肩こりを解消するストレッチを紹介します。３つ目からは、「ストレートネック」に焦点を当てます。ストレートネックは、首の湾曲が直線的になってしまう状態のことです。長時間のデスクワークやスマートフォンの使用が原因とも言われていて、肩こりや頭痛の原因になることがあります。今回は「猫背」「首の下の骨の動き」「首の筋肉」に働きかけてストレートネックを解消する方法を紹介します。最後は、「頭痛」に焦点を当てます。頭周りや首周りの筋肉をマッサージして血流を改善し、頭痛を解消するマッサージです。

一瞬で全身の代謝をアップ！ コリを解消する神経リリース！

全6STEP

事前エクササイズ

首から腕まで繋がっている神経を刺激することで、
首回りの筋肉の緊張が取れて肩甲骨の動きも良くなります。

動画はコチラ

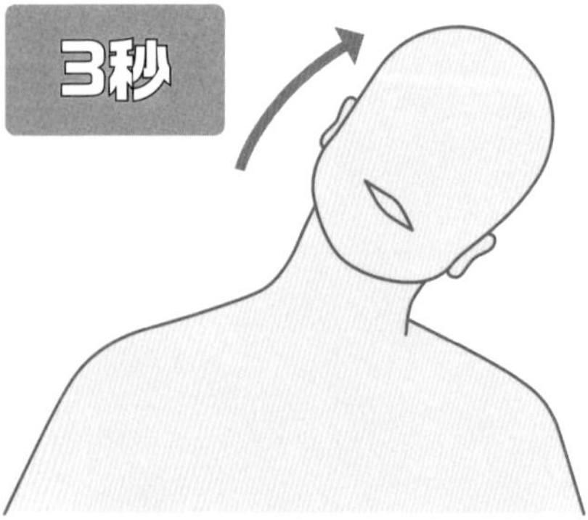

1 首を左右に倒して張っていて曲がりづらいと感じるほうをチェック

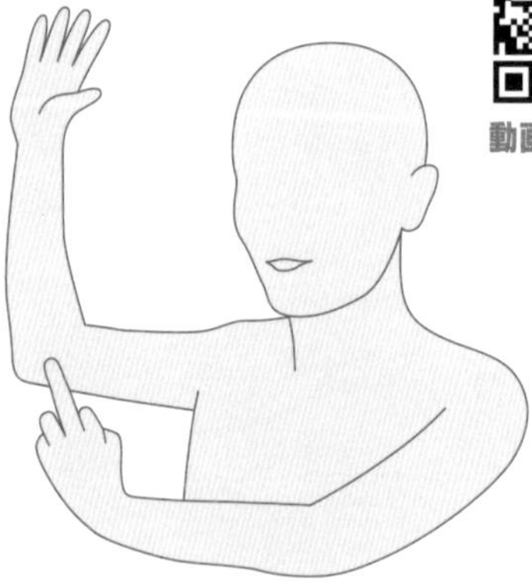

2 倒しづらかった向きと反対側のひじの骨を見つける（写真は左に倒しづらかった場合）

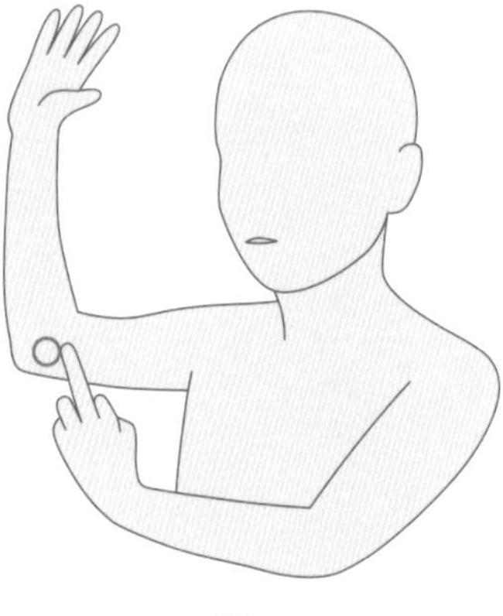

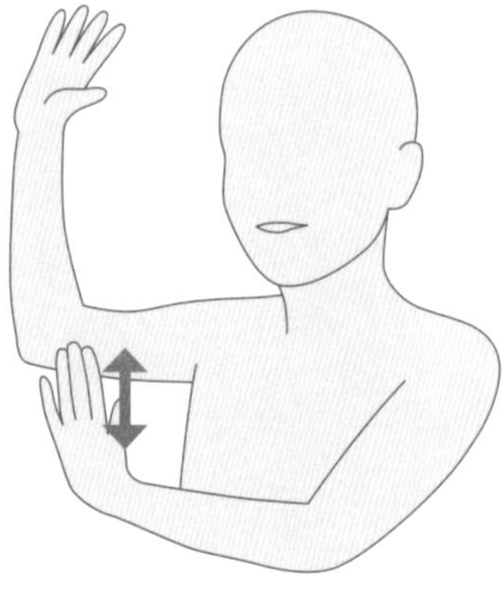

3 2から指１本分内側にあるポイントを指３本で抑える。
上下にマッサージ３秒間

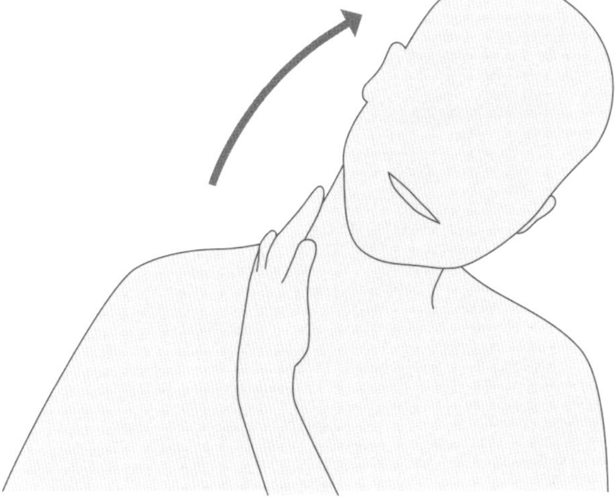

4 もう一度首を倒して
みると、動きが良く
なっているはず

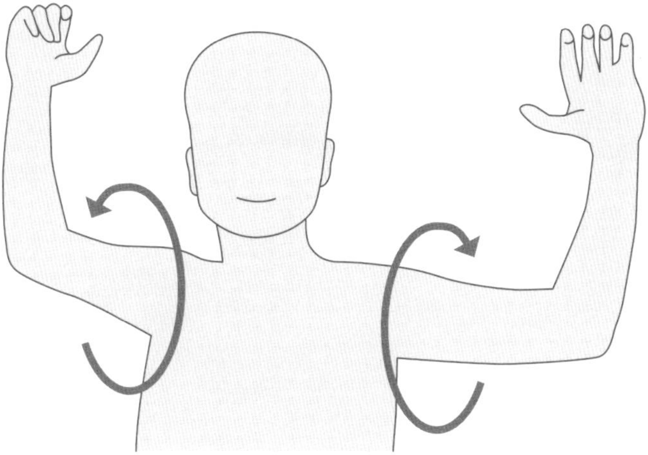

POINT

首から腕まで繋がっている神経を刺激することで、首回りの筋肉の緊張が取れる。肩も回しやすくなる

神経リリース❶橈骨神経、尺骨神経

最初に、指の爪をマッサージしていく。

左右10秒×5箇所

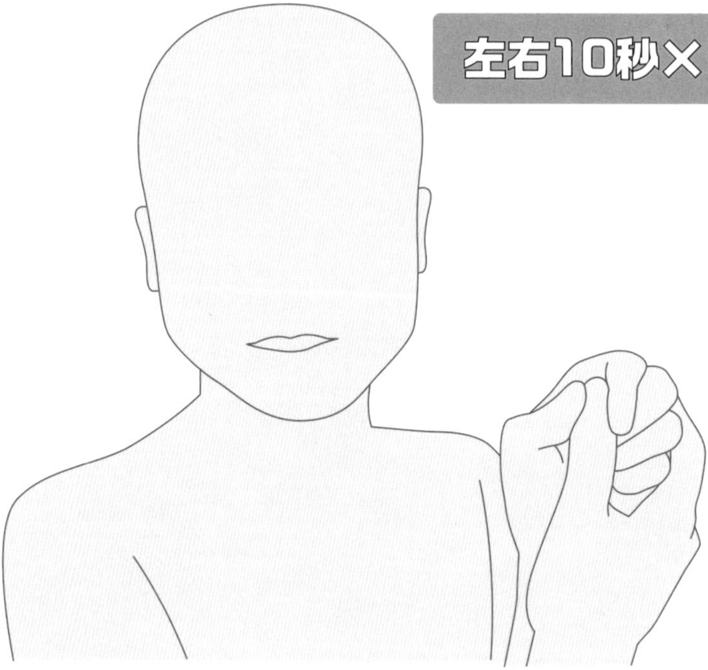

1 指の爪の両端を、もう一方の手の親指と人差し指で押さえる。押さ挟んだまま、グリグリグリと 10 秒間マッサージ。次に人差し指も同様に行い、全ての指をマッサージ

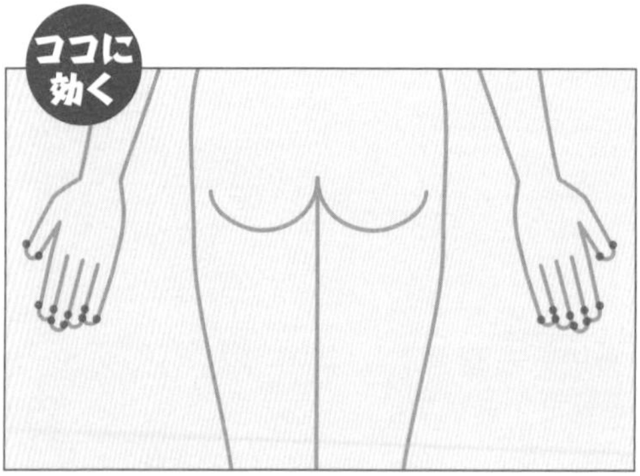

指の筋肉。指の疲れやこわばりを和らげる。

神経リリース❷ 橈骨神経、尺骨神経、正中神経

手首を持って抜いていく神経リリース。

左右5回

1 手首を持つ

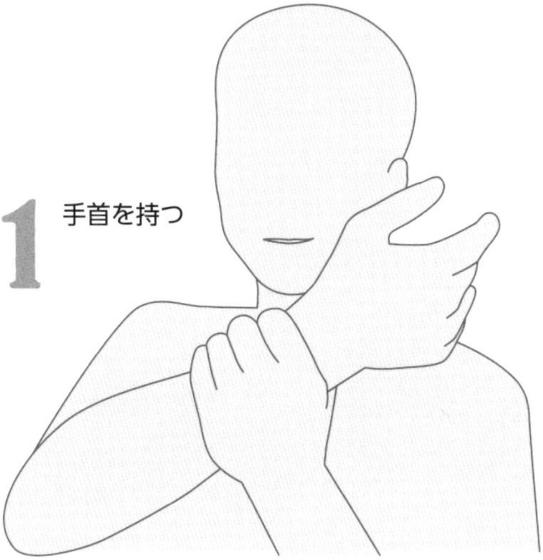

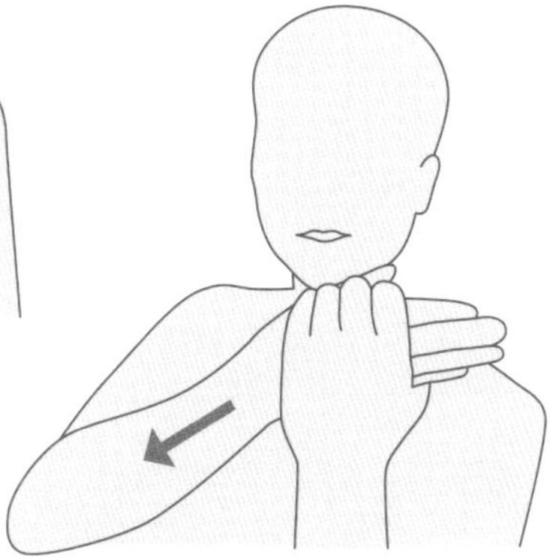

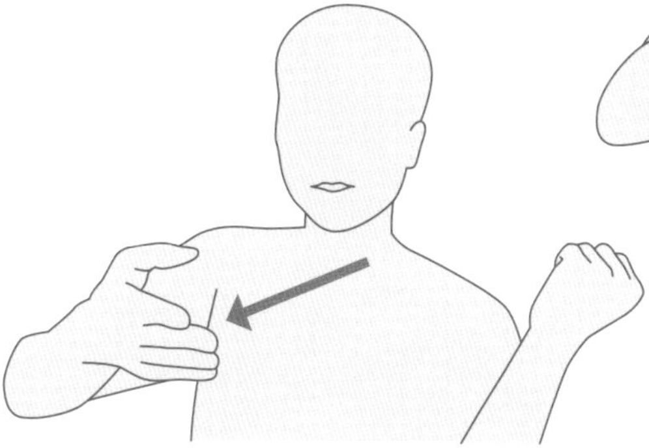

2 持ったほうの手で、シュッシュッと手首を抜いていく。それを5回繰り返す。そのあと「事前エクササイズ」で行った、ひじの内側を3本指でマッサージする。反対も同様に行う

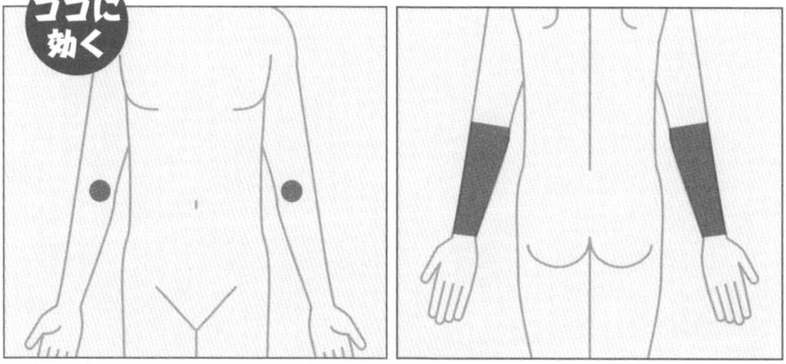

手首の筋肉。手首の動きをスムーズにし、疲れを取り除く。

神経リリース③ 腋窩神経、尺骨神経

肩をポンポン叩く神経リリース。

左右5回

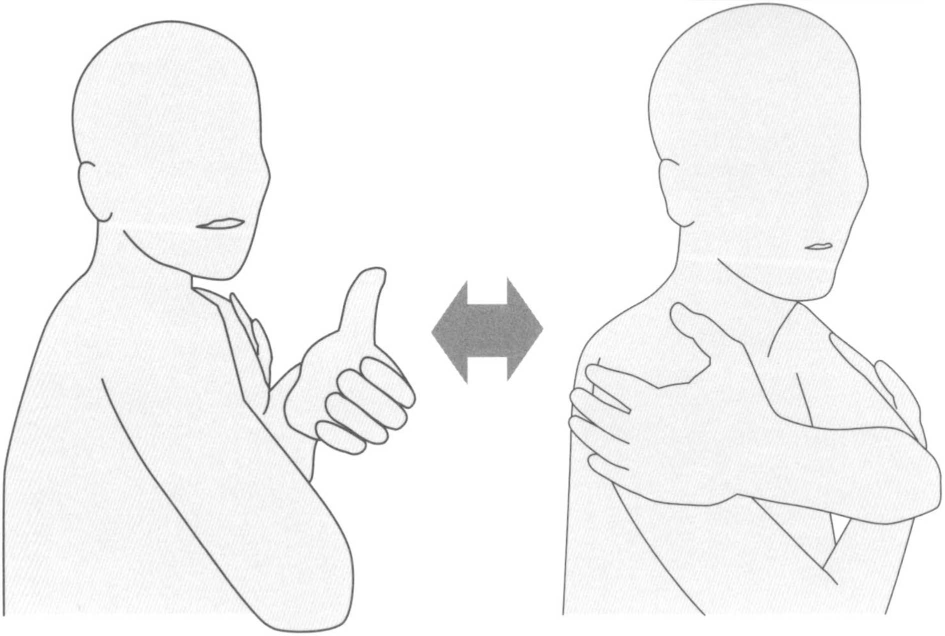

1 左手右肩に回して、肩をポンポンポンと 5 回叩く。
左右両方行う

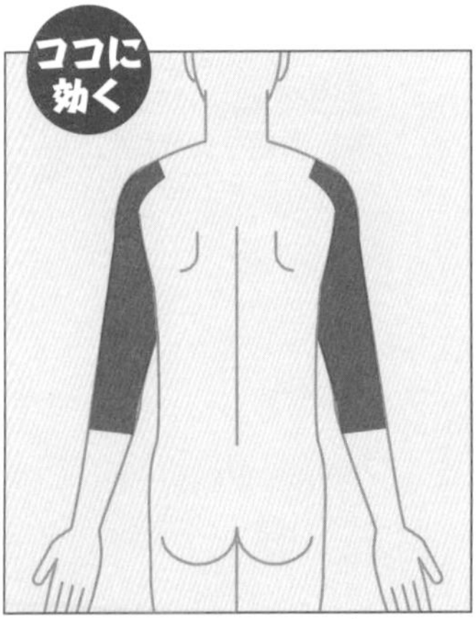

肩の筋肉。肩のこわばりを和らげ、リラックスさせる。

神経リリース❹ 腋窩神経、尺骨神経、橈骨神経

肩から手にかけて流していく神経リリース。

左右5回

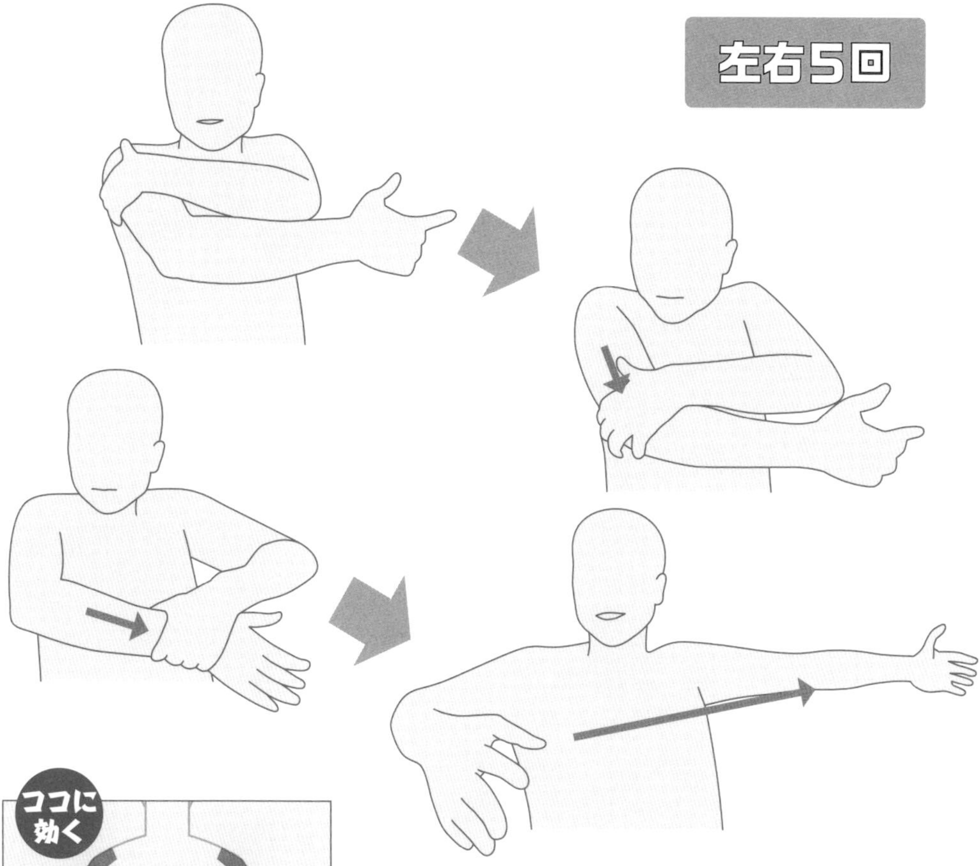

1 前項でポンポンと叩いた右肩の位置に手を置いて抑える。その位置から手の甲にかけてスーッと流していく。これを5回行う。反対も同様に行う

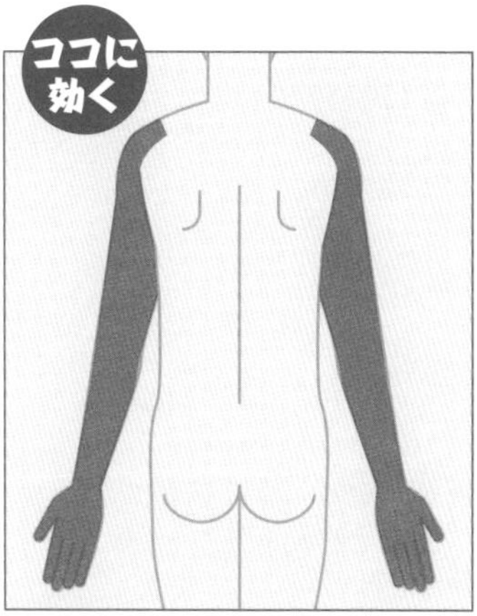

肩から腕にかけての筋肉。血行を良くし、筋肉の緊張を解放。

神経リリース⑤ 肩甲上神経

骨から筋肉に変わるポイントをグリグリグリッとマッサージ。

左右5秒

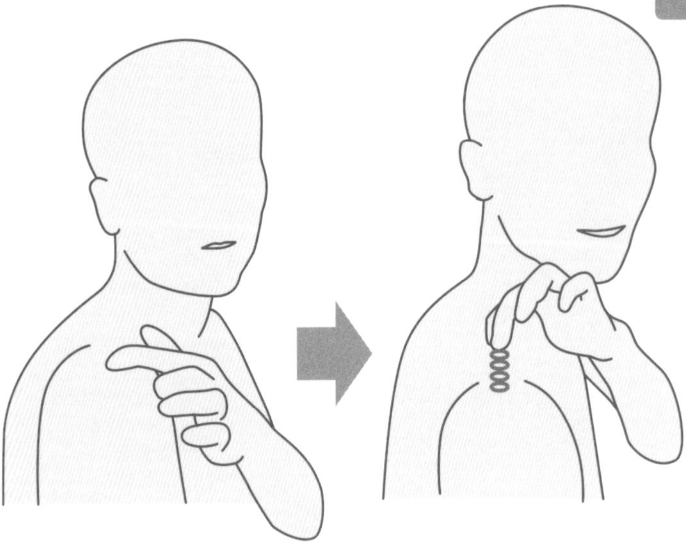

1 肩の一番出っ張った部分から指４本分上のところに、
骨から筋肉に切り替わるポイントがある

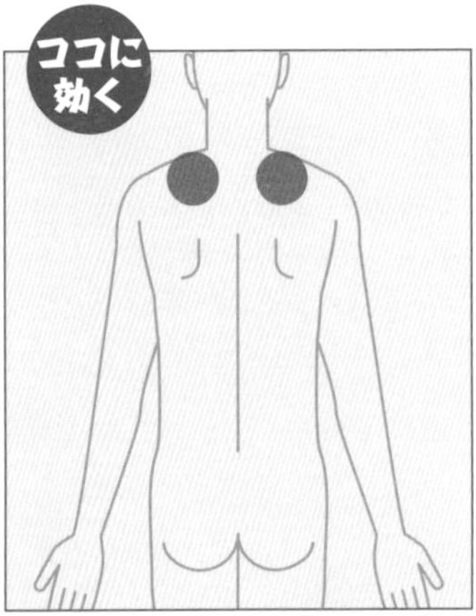

肩の筋肉。肩の疲れやこわばりを和らげる。

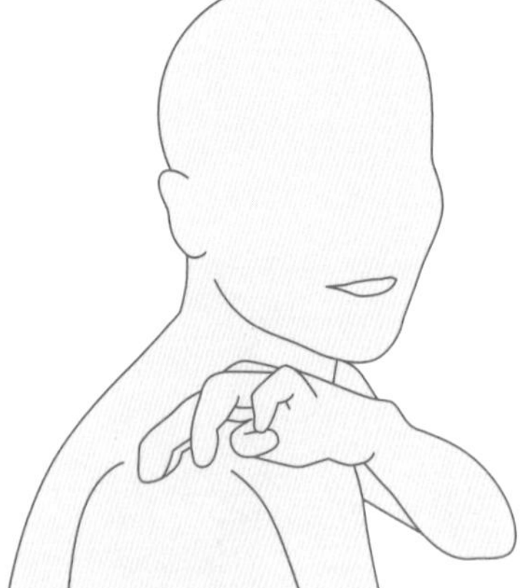

2 このポイントに人差し指に中指を重ねて、軽くグリグリグリと５秒間マッサージ。反対も同様に行う

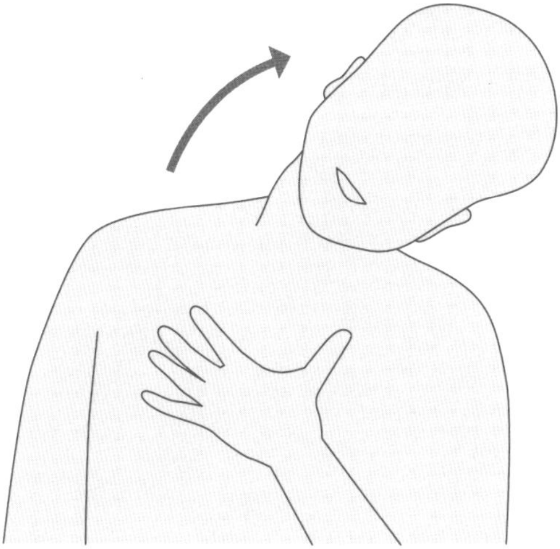

3 事前テストで行ったように、首を傾けてみて、首の動きをチェック。動きが良くなっているはず

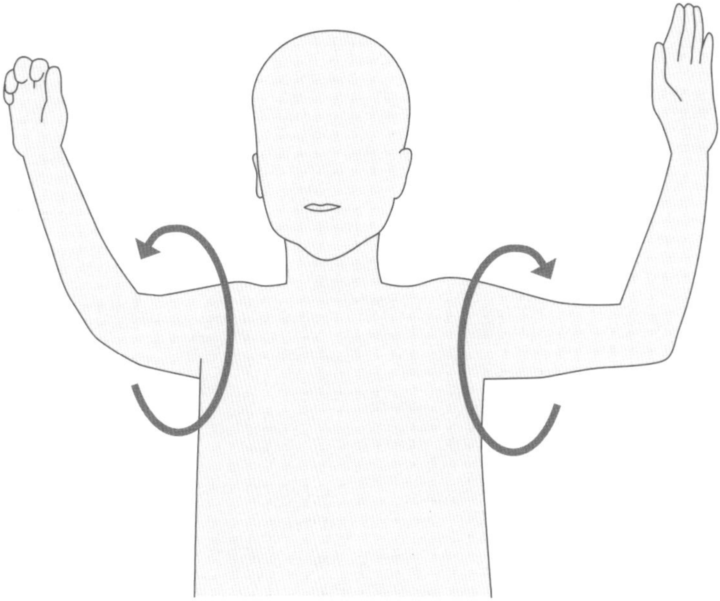

4 両肩を回してみて、肩甲骨の動きもチェック。肩甲骨の動きが、マッサージ前よりも良くなっているはず

神経リリース⑥ 最後のエクササイズ

最後に軽い筋トレを行って代謝を上げます。

15秒

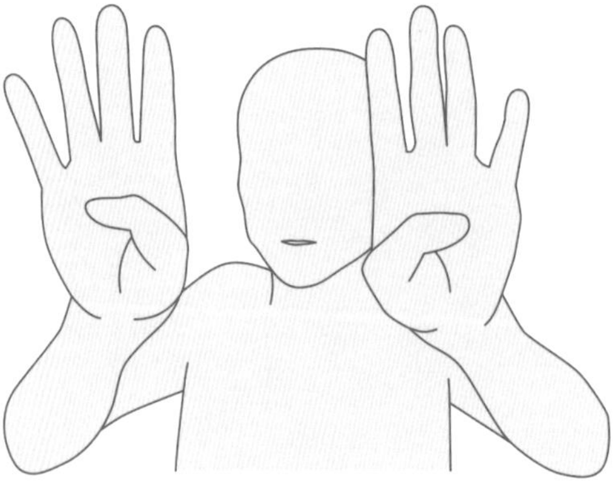

1 親指を内側に入れて手を握る。薬指と小指にグッと力を入れる

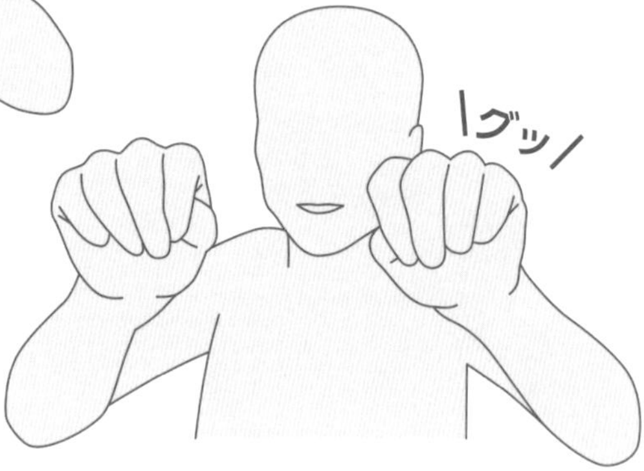

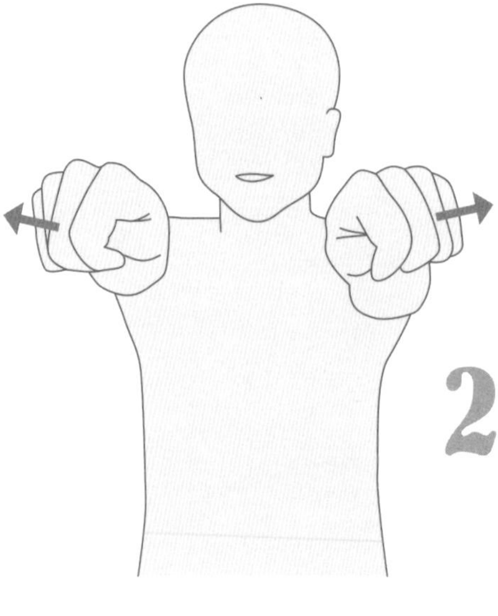

2 そのまま両手を前に突き出し、手首を外側に向ける

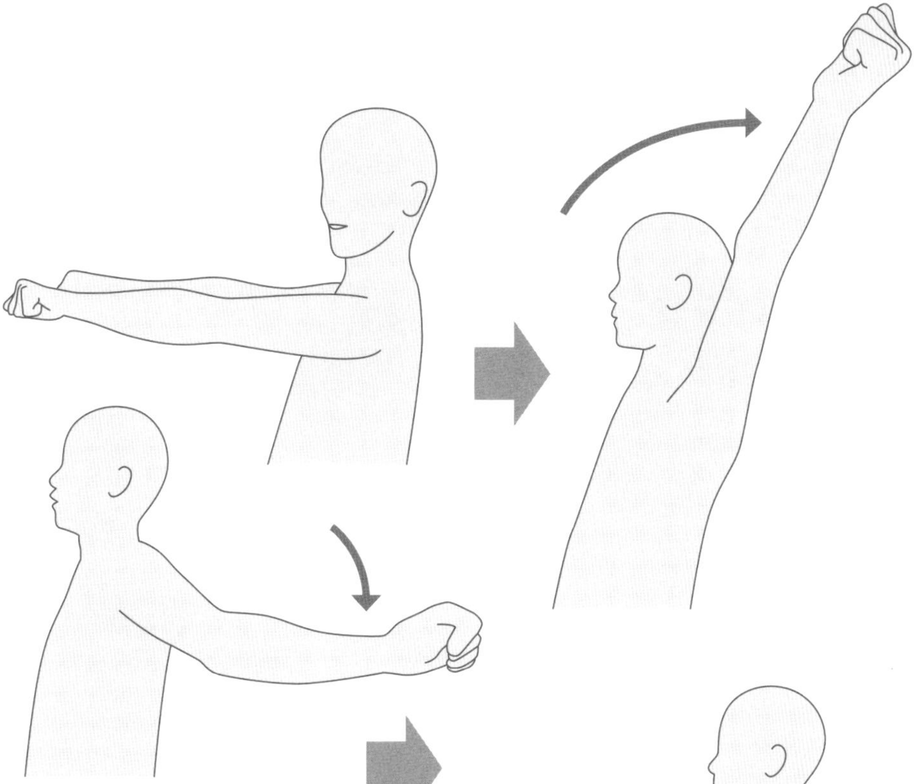

3 首の位置は前に出ないように注意。突き出した両腕をグルーっと外回りに回して、15 秒間繰り返す

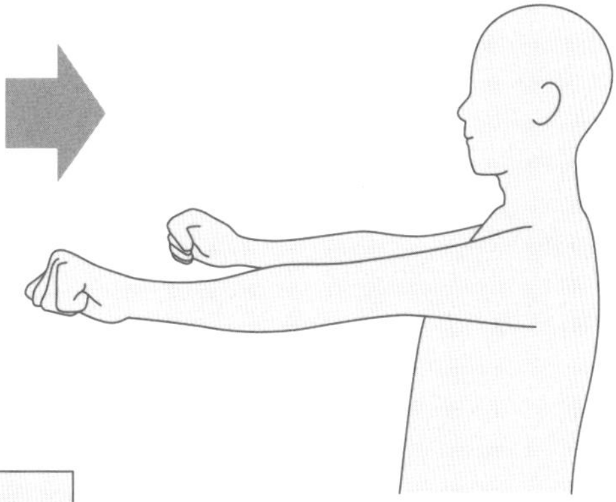

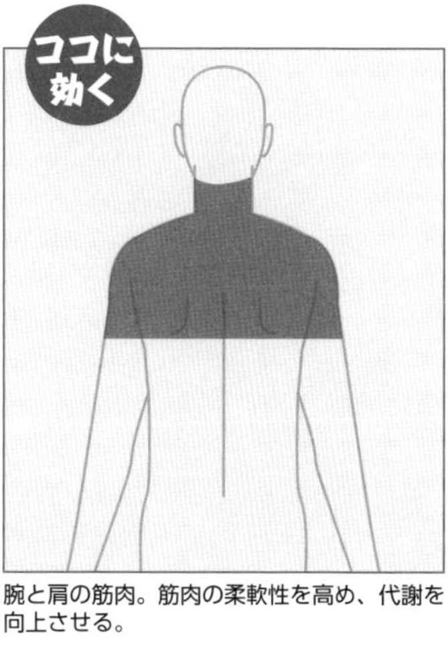

腕と肩の筋肉。筋肉の柔軟性を高め、代謝を向上させる。

POINT

首がまっすぐになるよう意識する

ガチガチの首･肩を解消!
肩甲骨リンパ流しエクササイズ

全4STEP

STEP❶ 上腕の神経リリース

このエクササイズをするだけで首を動かしやすくなります。

動画はコチラ

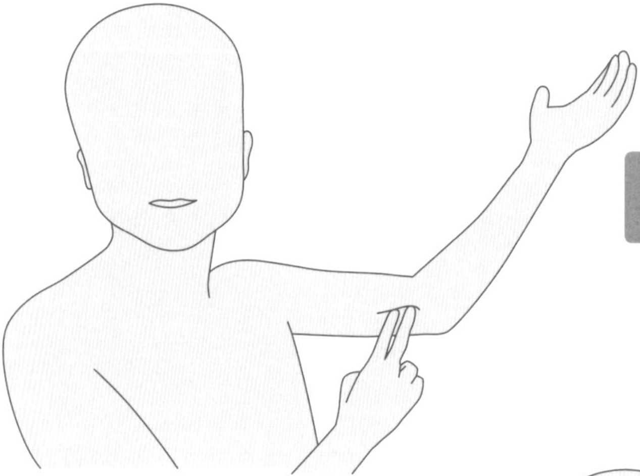

左右10秒

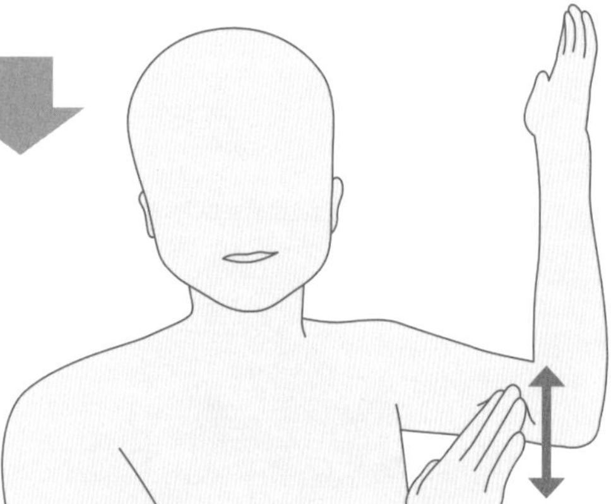

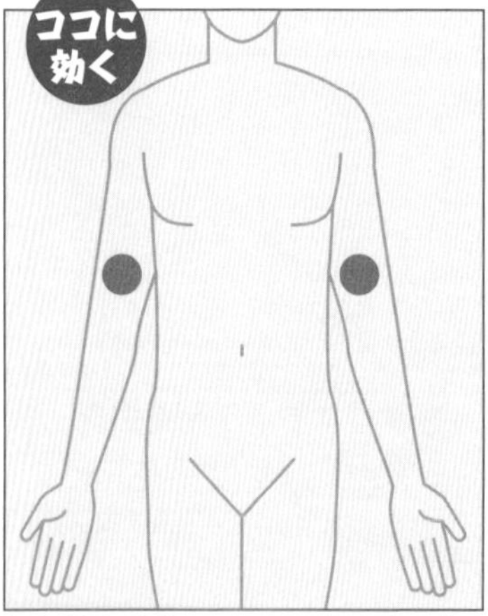

上腕の筋肉。上腕の疲れやこわばりを和らげる。

1 上腕の内側に指をあて、上下にゴリゴリゴリッと10 秒間マッサージ。反対も同様に行う

STEP❷ 前腕の筋肉マッサージ

腕の筋肉を押しながら手を動かすマッサージです。

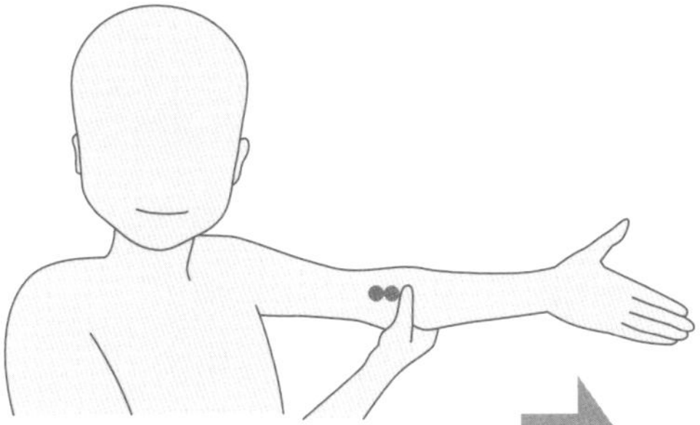

1 ひじの真ん中から手のひらの方へ指 2 本分横を親指でギューッと圧迫する

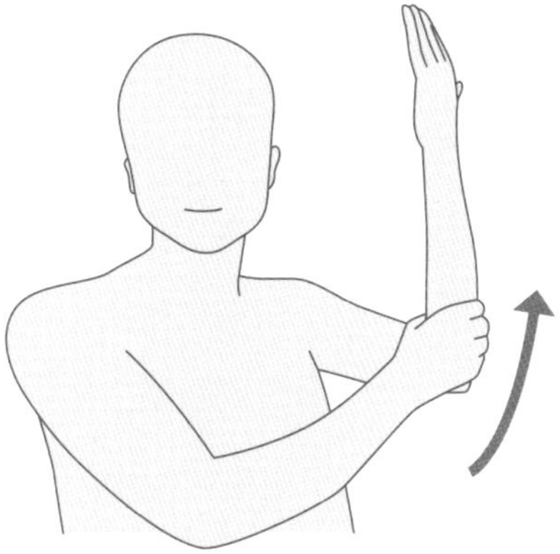

2 圧迫をしながら、ひじを 90 度曲げる

左右20秒

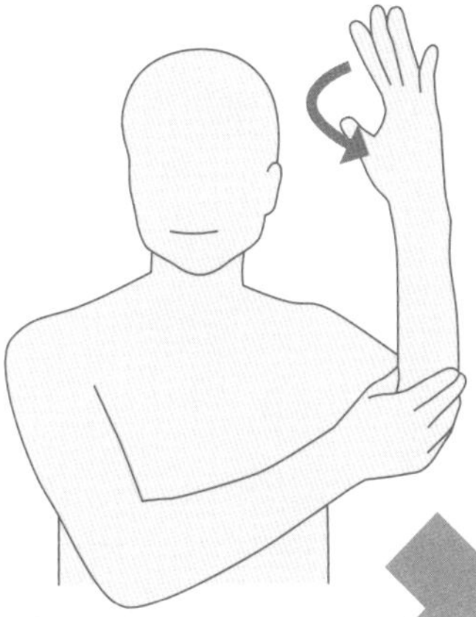

3 ひじを 90 度曲げたまま、手のひらを前に向ける

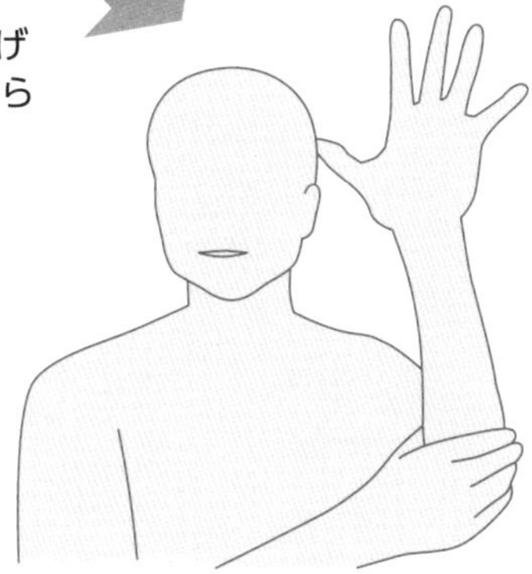

4 圧迫したまま、手のひらを元に戻してまた前に向ける。これを 20 秒間繰り返す。反対も同様に行う

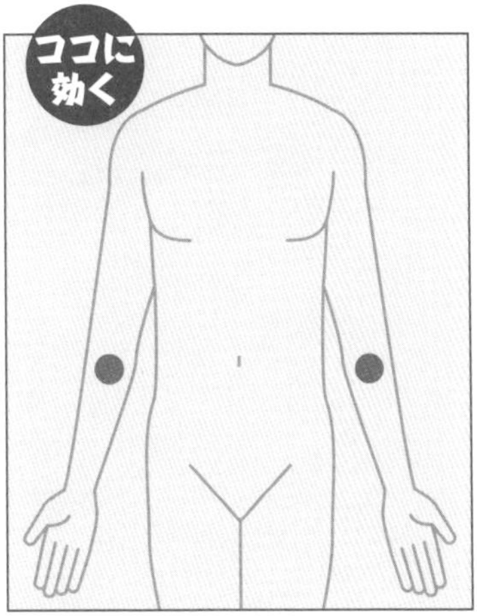

前腕の筋肉。前腕の緊張を和らげ、手首の動きをスムーズにする。

STEP③ 橈骨神経リリース

首の位置に気を付けながら腕を回しましょう。

20秒×2セット

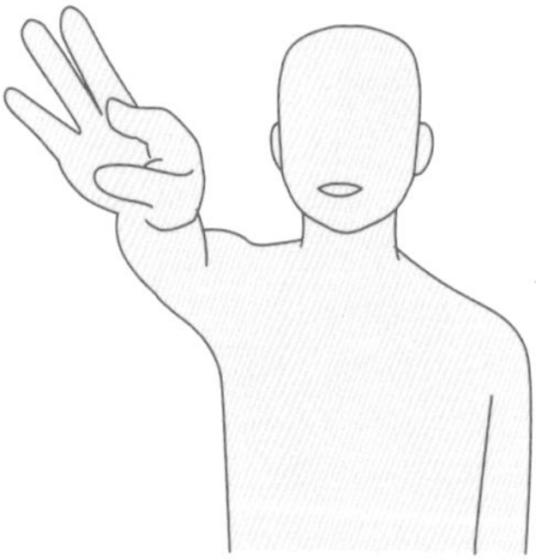

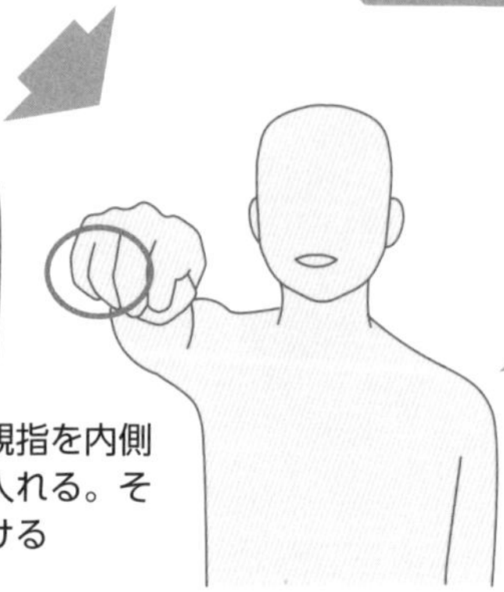

1 手を前に突き出して、親指を内側に握り、小指側に力を入れる。それから手首を外側に向ける

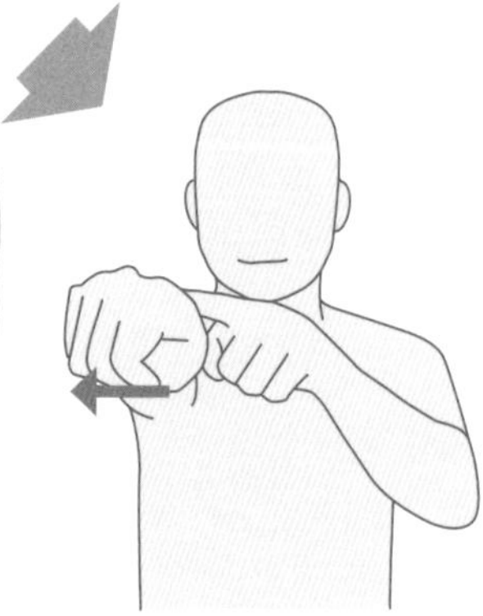

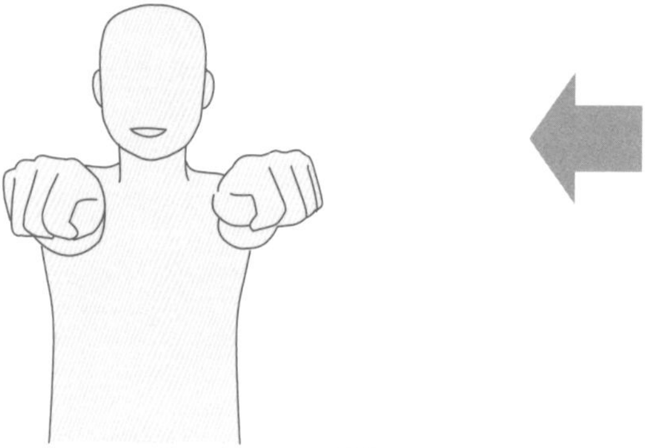

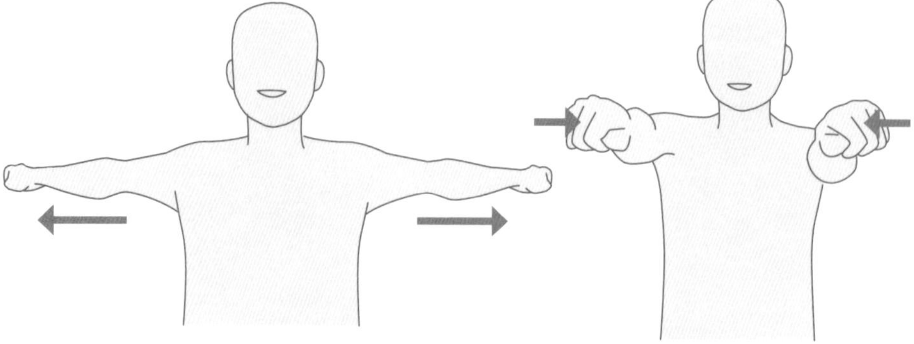

2 両手で同じ形を作ったら、前から横へ開いて元に戻す。これを 20 秒間繰り返す

2セット目

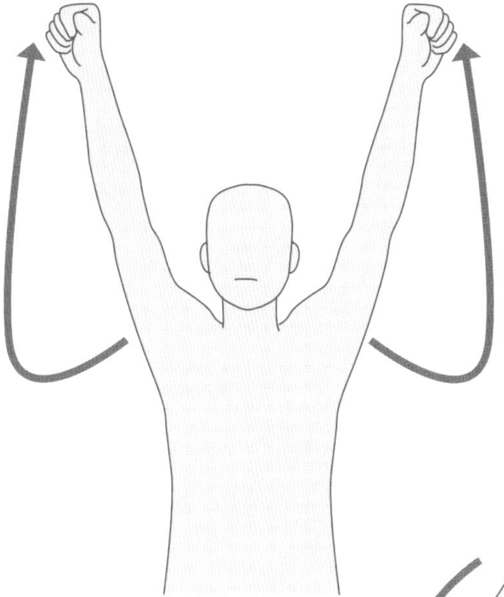

3 同じく親指を握ったまま、
前に突き出した状態から
腕を 20 秒間回す

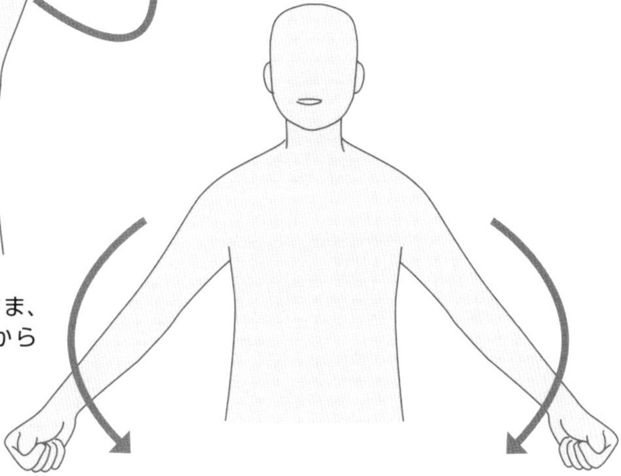

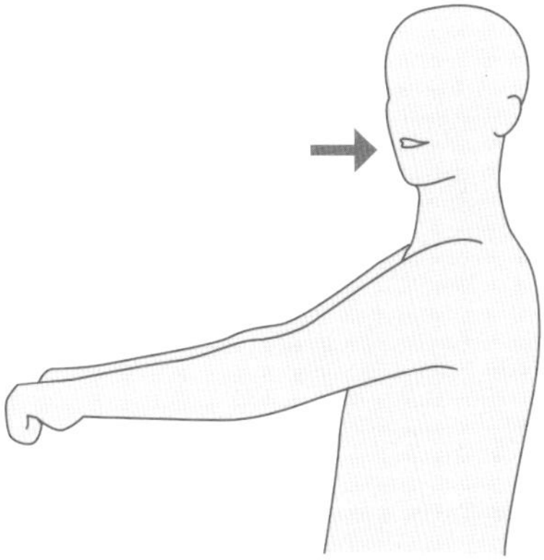

POINT

首を後ろに引っ張りなるべく首が前に出ないように意識する

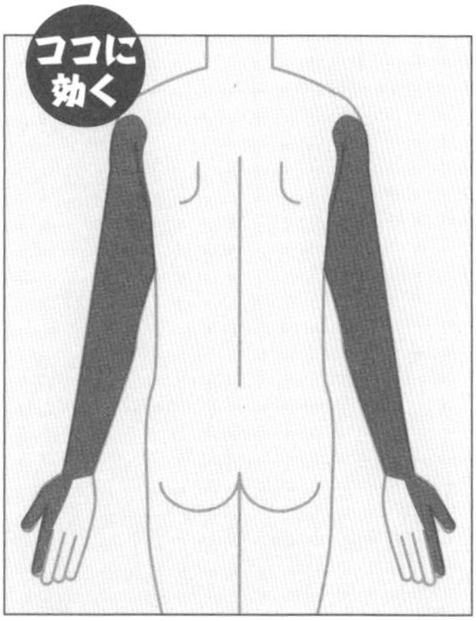

橈骨神経。腕の動きをスムーズにし、首の緊張を和らげる。

STEP❹ 首の位置矯正、肩甲骨トレーニング

肩甲骨と首回りを正しい位置に持って行くトレーニングです。2 セット行います。

15秒×2セット

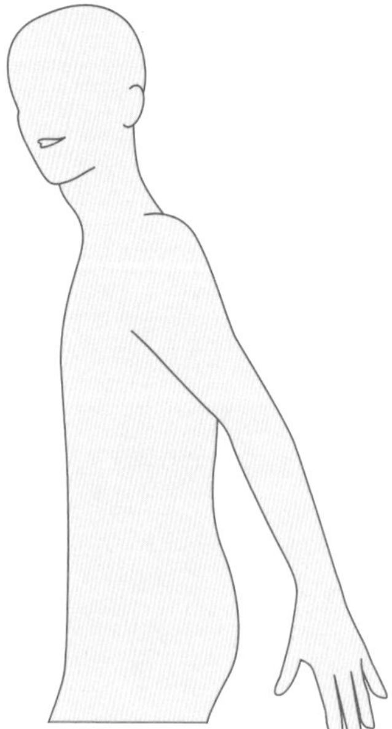

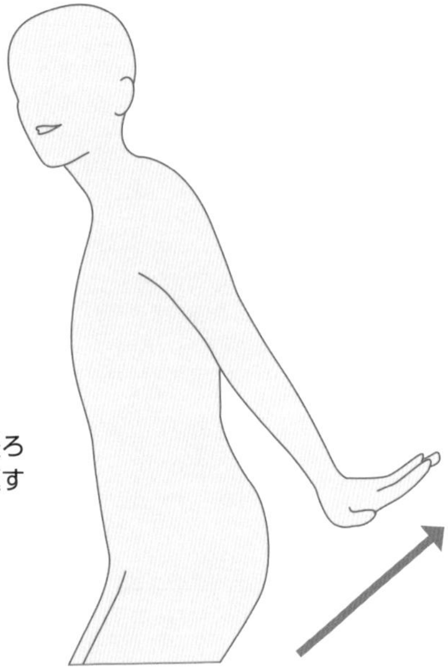

1 ひざ立ちの状態で、両手を後ろに持って行き、手のひらを返す(手のひらを地面に向ける)

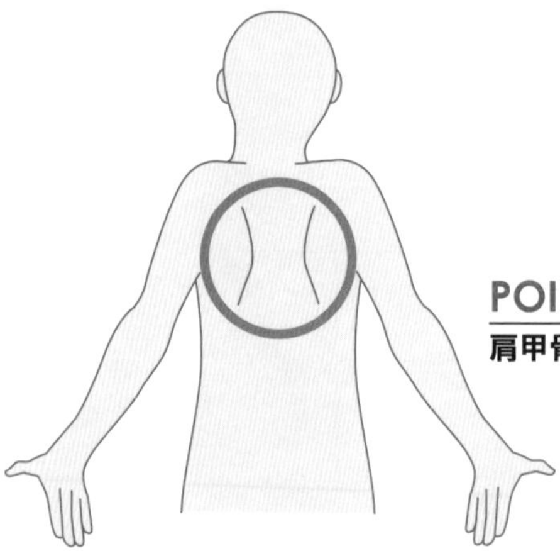

POINT

肩甲骨の間に力が入る

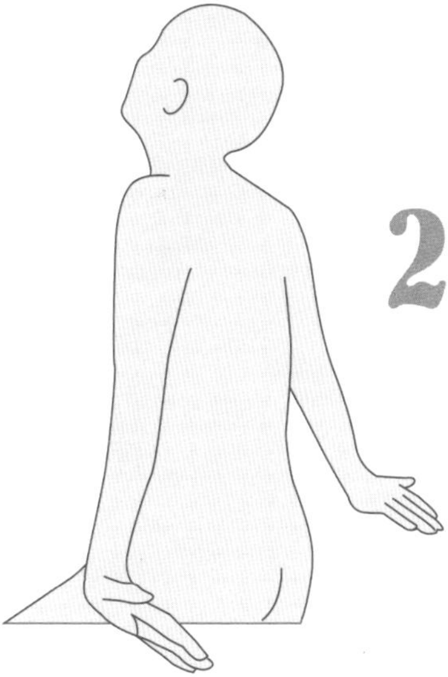

2 首を上に向けて、両肩を上げて、
そこから内にグーっと寄せる。
その状態で 15 秒間キープ

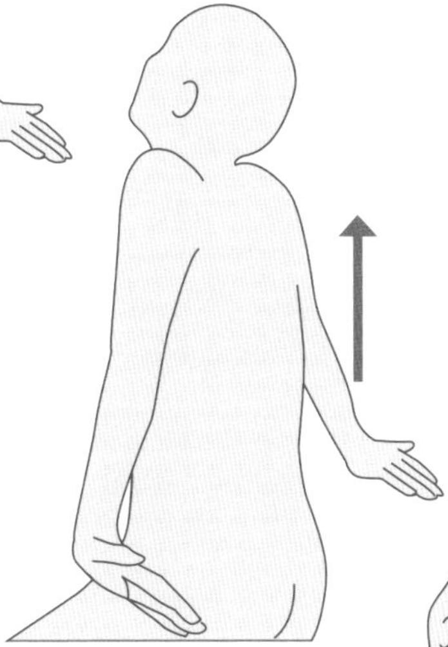

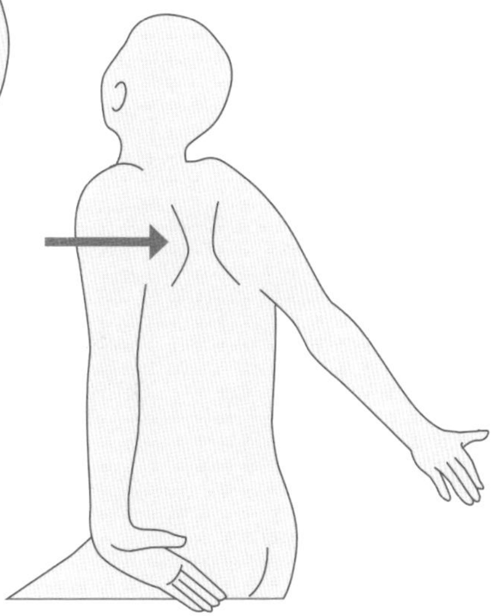

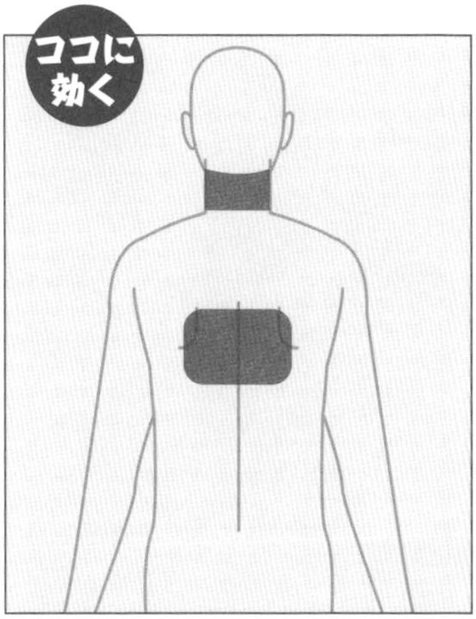

首と肩甲骨の筋肉。首の位置を正しくし、肩甲骨の動きを改善する。

ストレートネックを解消!
首の歪みが治るエクササイズ

全4STEP

STEP❶ 猫背解消

骨盤を起こして猫背を解消しやすい状態にします。

15秒×3セット

動画はコチラ

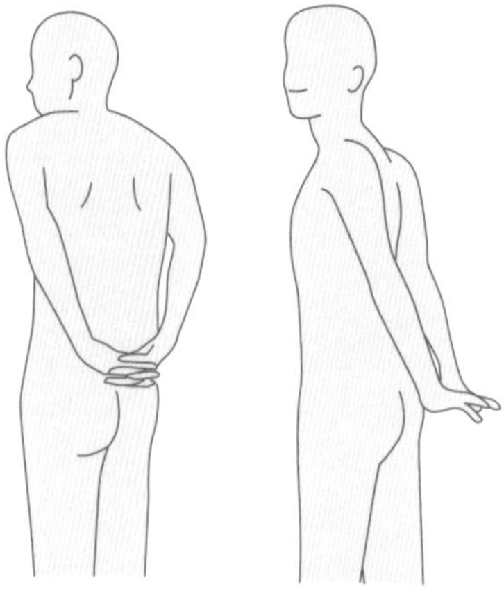

1 両手を後ろで組む。手のひらを下向きにひっくり返す（胸を張るような姿勢）

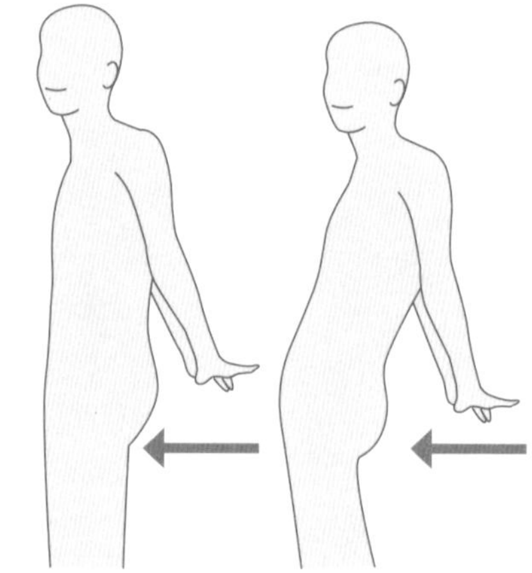

2 お尻の穴をきゅっと締めて、少し前に出すとより効果的になる

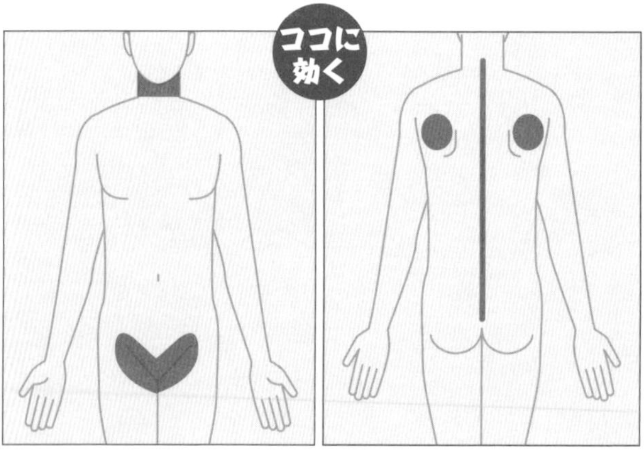

背中と首の筋肉。骨盤の位置を正しくし、猫背を改善する。

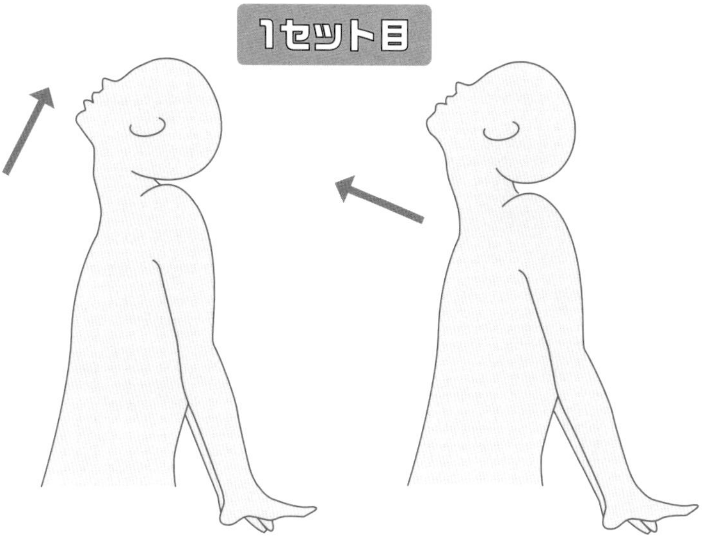

3 そのままの姿勢で上にグーと向き、
あごを前に突き出して 15 秒間キープ

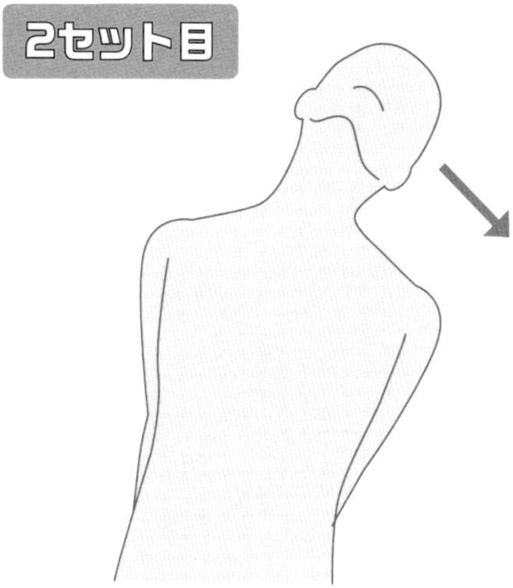

4 次は首を左に倒したまま
15 秒間キープ

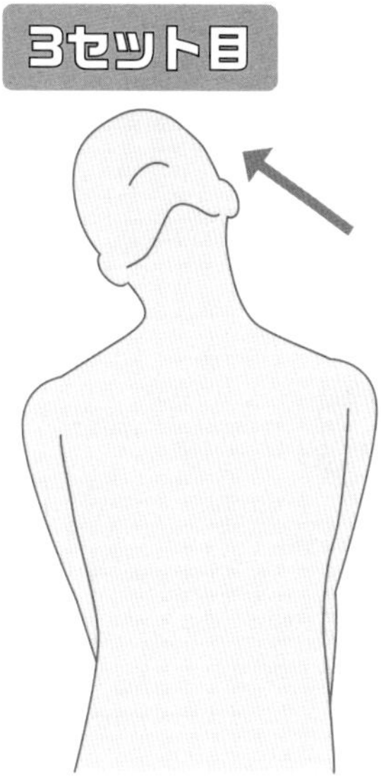

5 次に首を右に倒したまま
15 秒間キープ

STEP❷ 頸椎胸椎移行部の動きを出す

首の骨の下（頸椎と胸椎）の可動域を広げるエクササイズです。

20秒×2セット

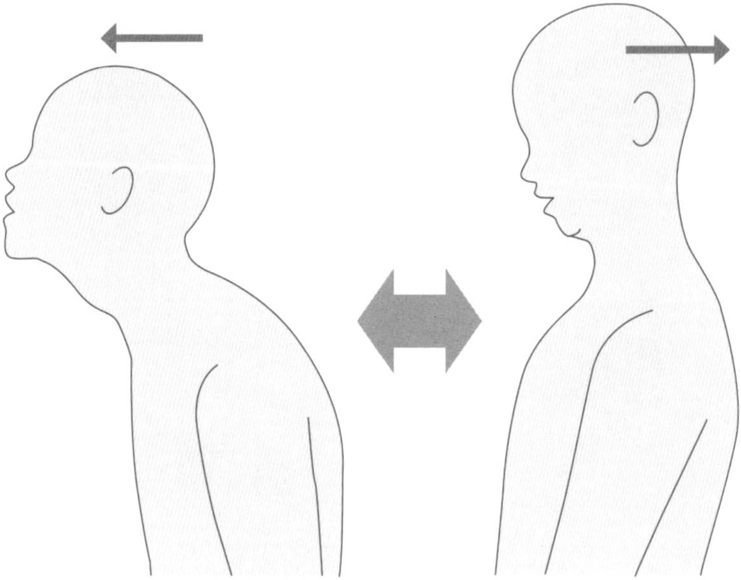

1 首を前に突き出して後ろに戻す。
これを 20 秒間繰り返す

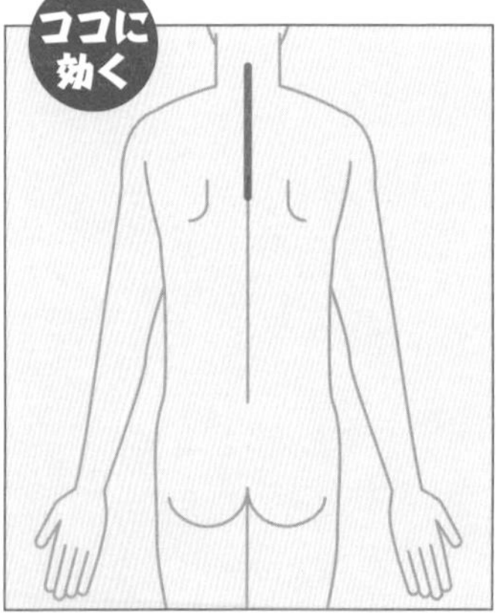

頸椎と胸椎の筋肉。首の骨の動きをスムーズにし、緊張を和らげる。

POINT

戻す時はあごを引く

STEP③ 頸部の筋肉の硬さを取る

首回りの筋肉の硬さをとるエクササイズです。

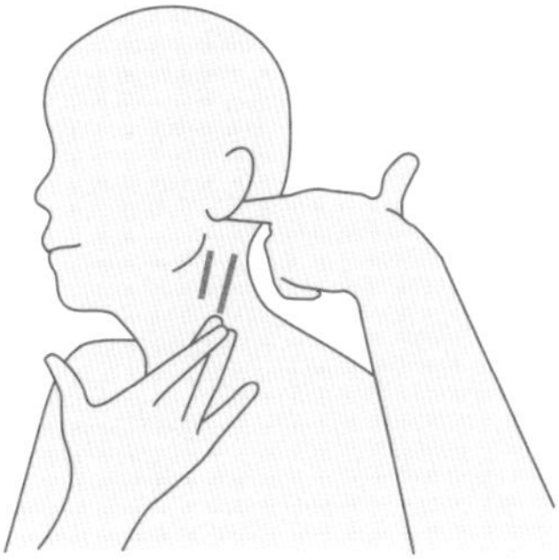

左右10秒×2箇所、15秒×2箇所

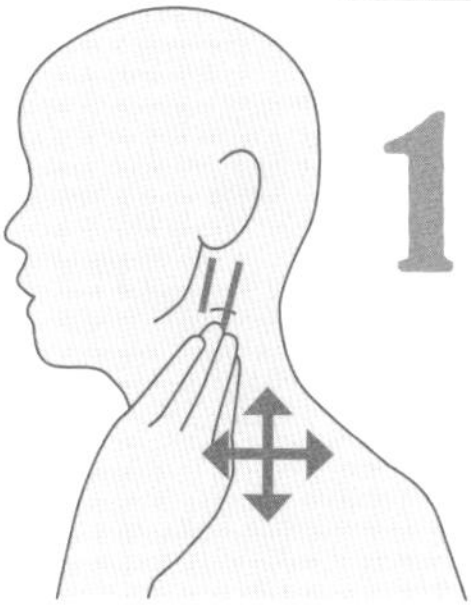

1 耳から横をスーッと走っている筋肉が胸鎖乳突筋。力を入れるとその筋が出るので、胸鎖乳突筋の真ん中あたりに筋を指3本当てて、上下左右に10秒間ほぐす。反対も同様に

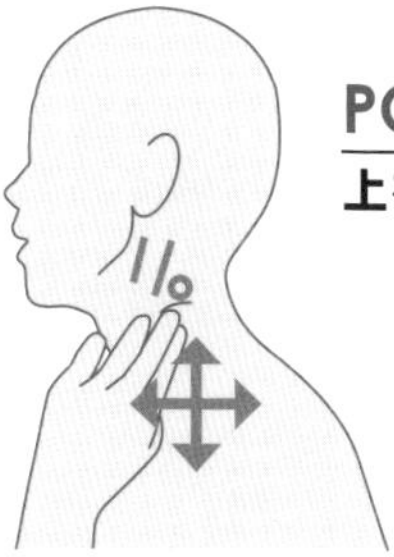

POINT

上を向いた状態で行う

2 胸鎖乳突筋から指1本分後ろを下にたどるとコリっとした部分に当たる。これが斜角筋で、ここに指を2本当てて上下左右に10秒間ほぐす。反対も同様に

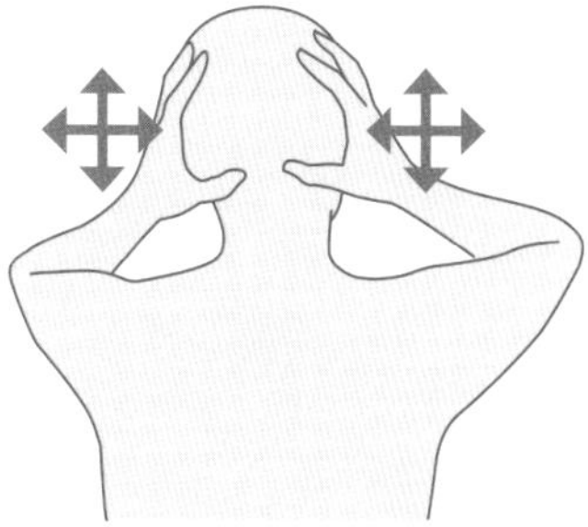

3 首の付け根の真ん中から指1本分下、さらに指1本分横の部分に両手の親指を当て、残りの指で頭を包み、上下左右に15秒間ほぐす

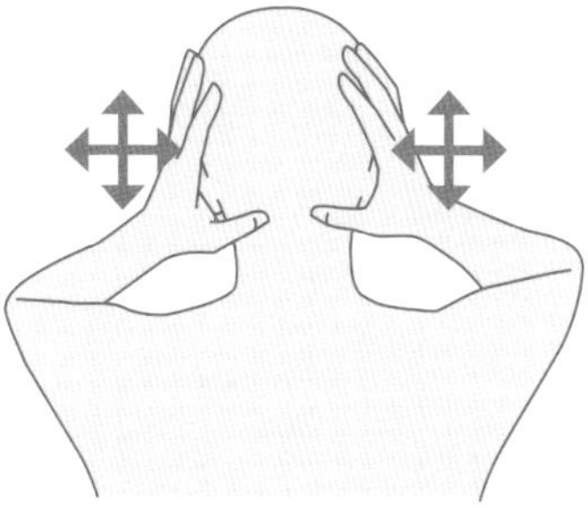

4 さらに指を1本分下に下げて、同じように15秒間ほぐす

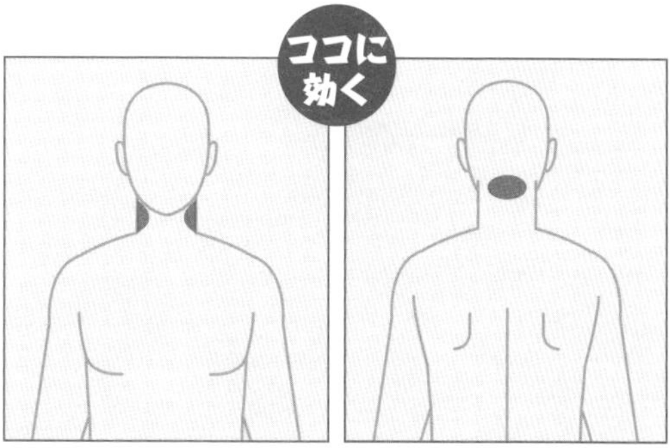

頸部の筋肉。首の筋肉の硬さを取り除き、リラックスさせる。

STEP❹ 頚部の位置の矯正

壁を使った仕上げのエクササイズです。

5秒×5セット

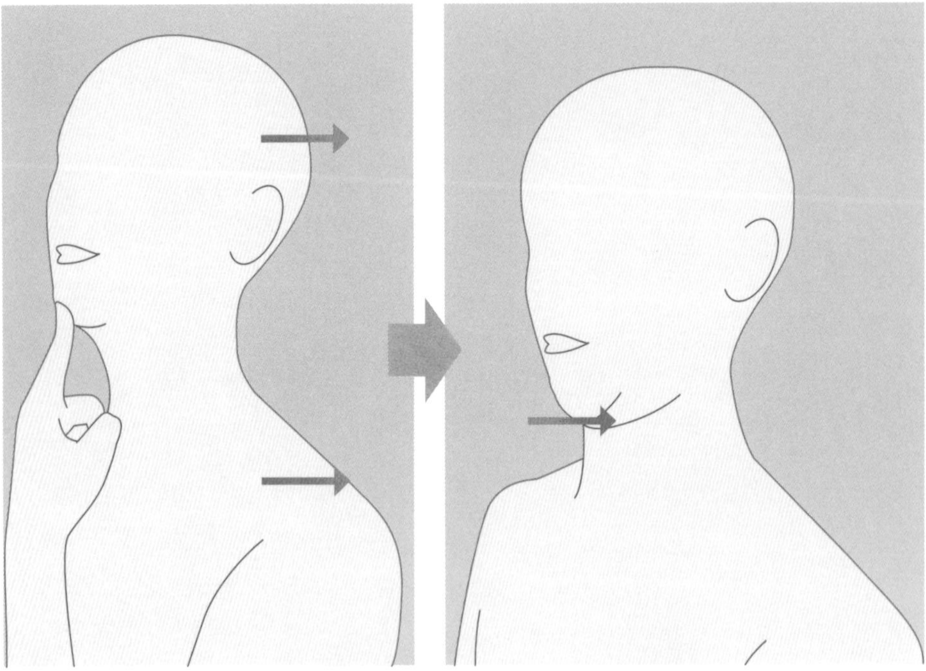

1 壁に頭と背中を当てる。あごを引いて壁側に押し付けるイメージで 5 秒間キープ

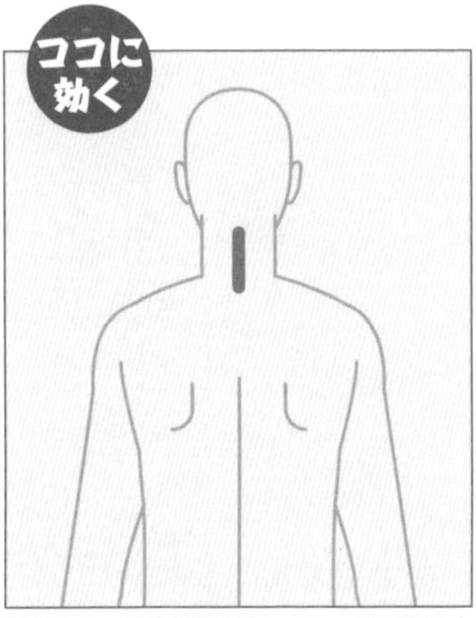

首の筋肉。首の位置を正しくし、緊張を和らげる。

POINT

2 重顎を作る感じ

ガンコな頭痛がすっきり！
頭痛の原因に効くマッサージ

全4STEP

STEP❶ 後頭下筋、僧帽筋、胸鎖乳突筋マッサージ

3つの筋肉が合流しているポイントをマッサージします。

動画はコチラ

10秒

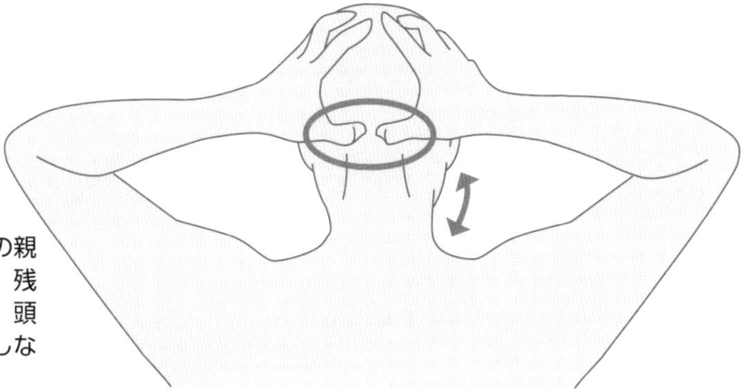

1 頭の付け根を両手の親指でグーっと押し、残りの指で頭を包む。頭を前後に少し動かしながら10秒間行う

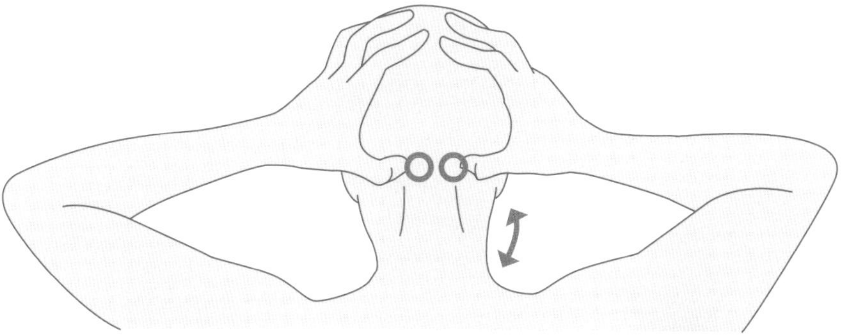

2 親指を1のポイントから指1本分外側にずらして、同じように押す。頭を前後に少し動かしながら10秒間行う

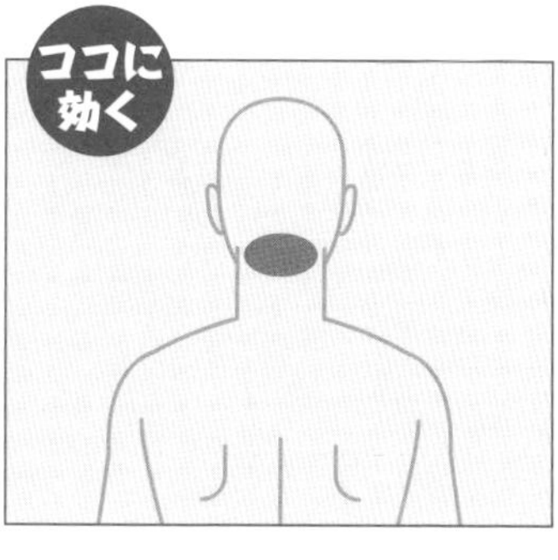

頭の後ろと首の筋肉。頭痛の原因となる筋肉の緊張を和らげる。

STEP❷ 胸鎖乳突筋マッサージ

胸鎖乳突筋の筋腹の部分を 3 点に分けてマッサージします。

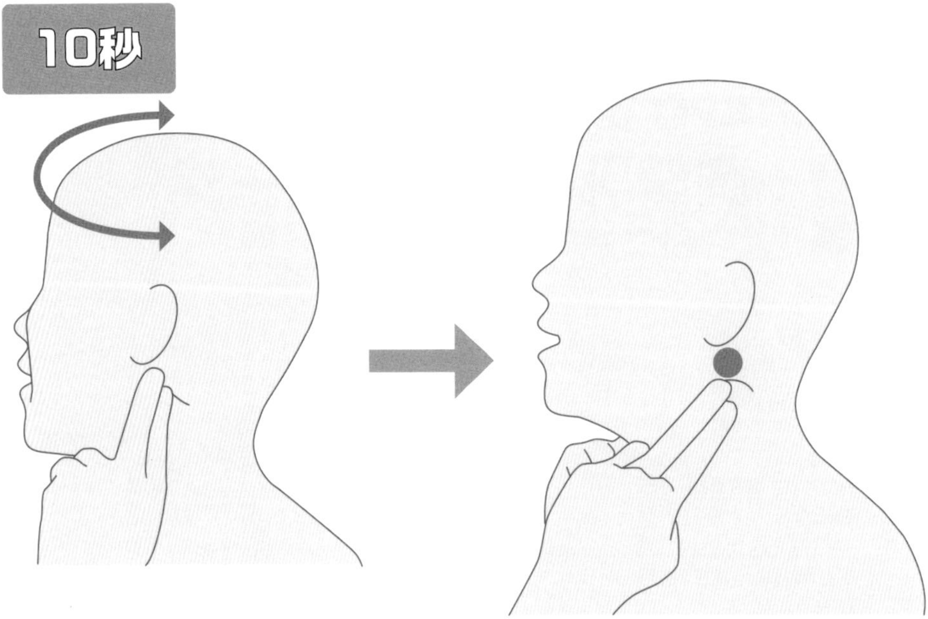

1 耳のすぐ下にある胸鎖乳突筋を指 2 本でグーっと押す。このまま頭を左右に 10 秒間振る

2 1のポイントから指 1 本分下にずらして同じように押す。このまま頭を左右に 10 秒間振る。さらに 2 のポイントから指 1 本分下にずらして同じように押す。このまま頭を左右に 10 秒間振る

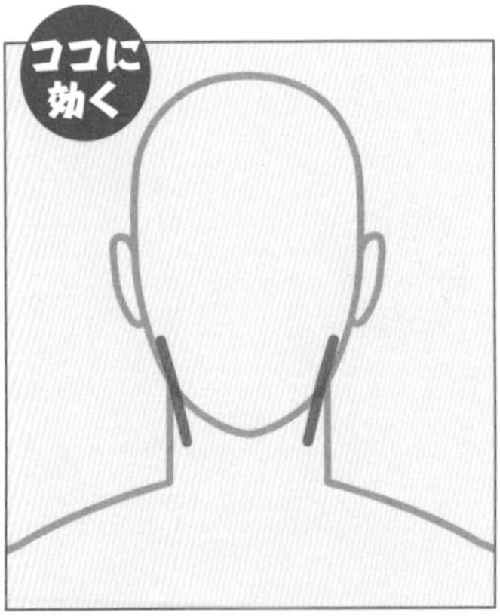

耳の下の筋肉。頭痛や首の緊張を和らげる。

STEP③ 側頭筋のこめかみマッサージ

硬くなりやすいこめかみをマッサージします。

10秒

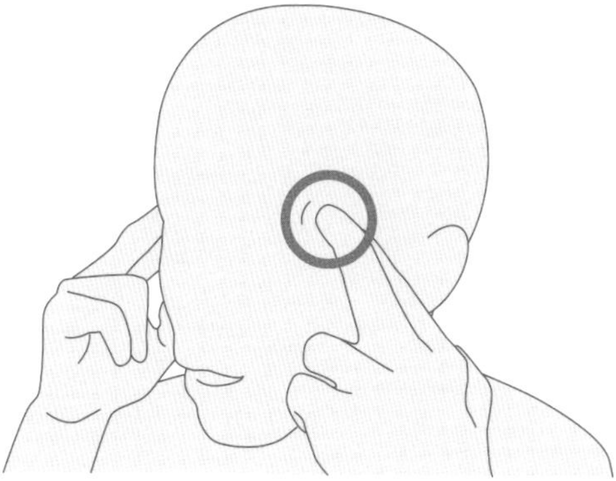

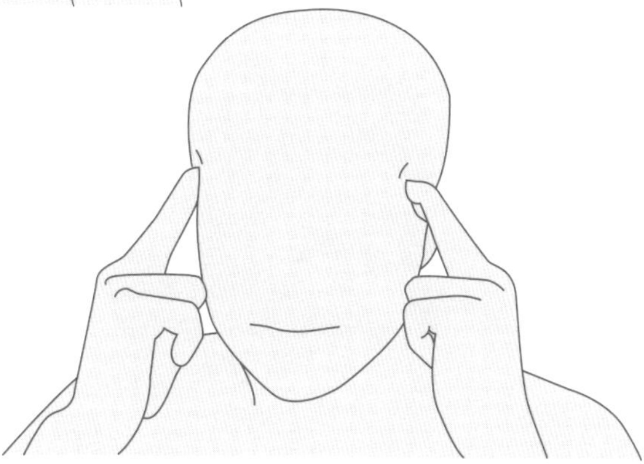

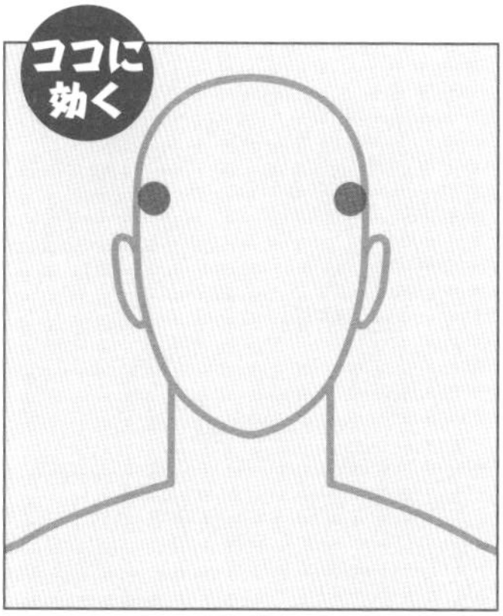

こめかみの筋肉。こめかみの緊張を和らげ、頭痛を軽減する。

1 こめかみの部分に指２本を当てて、ギューっと10秒間押し続ける

STEP❹ 広頸筋ストレッチ

最後に首の前の筋肉をストレッチします。

左右10秒

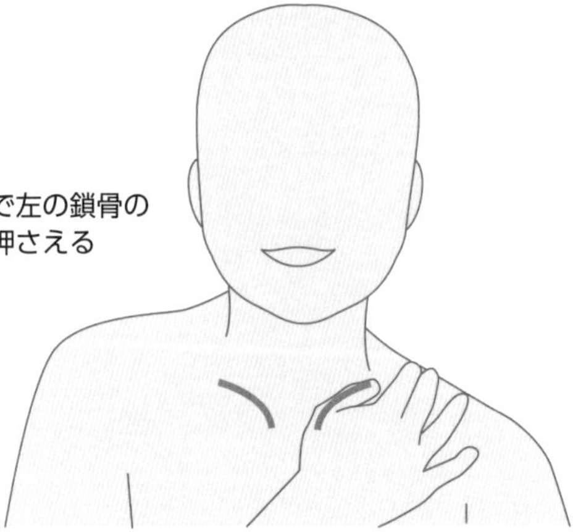

1 右手で左の鎖骨の上を押さえる

2 首を右に向けて、そこから上を向いて 10 秒間キープ。反対も同様に

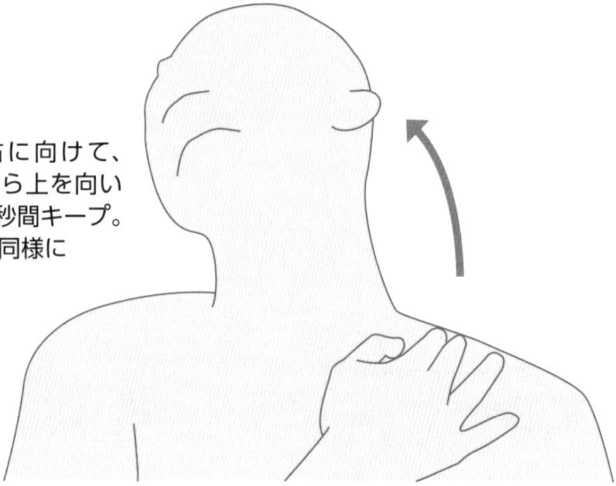

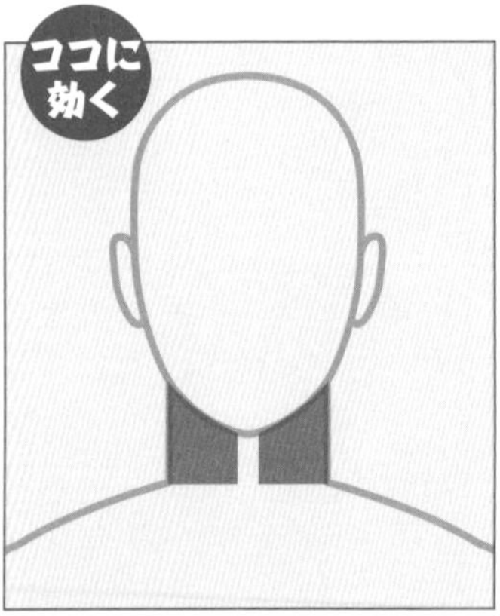

首の前の筋肉。首の緊張を和らげ、頭痛の原因となる筋肉の緊張を取り除く。

第4章

老廃物除去

本章では、老廃物除去のためのエクササイズを紹介します。

1つ目は「股関節」に焦点を当てます。股関節がきちんと開かないと、鼠径部リンパ、下腹部リンパの流れが悪くなり、老廃物がどんどんたまって代謝が悪くなった結果、太りやすく・老けやすくなってしまいます。股関節を柔らかくするストレッチを紹介します。2つ目は、「全身のリンパ」を流していきます。全身のリンパや老廃物の流れが悪くなると、肝臓などの内臓系も悪くなって代謝が下がってしまい、体の不調につながるので、全身のリンパ、老廃物を流していきます。3つ目は、「鎖骨下リンパ•腋窩リンパ」を流していきます。鎖骨下リンパを流すことで、老廃物が流れやすくなり、肩甲骨周りの柔軟性が出てきます。その結果、肩も上がりやすくなります。4つ目は、「肝臓」です。リンパの流れが悪くなると、老廃物が体に溜まってしまう→キレイな血液が流れてこない→肝臓に疲れが溜まるという流れになってしまいます。肝臓に疲れが溜まると、免疫力が下がり、代謝が落ち、中性脂肪の燃焼も悪くなってしまい、結果的に腰痛・首コリ・肩コリ・頭痛等も引き起こします。それらを改善するためにも、内臓周りに近い「下腹部リンパ」「鼠経リンパ」「鎖骨下リンパ」を流すエクササイズを紹介します。

股関節をふにゃふにゃ老廃物・リンパ流しストレッチ

全5STEP

柔軟テスト

まず、10 秒でできる股関節の柔軟テストを行います。

動画はコチラ

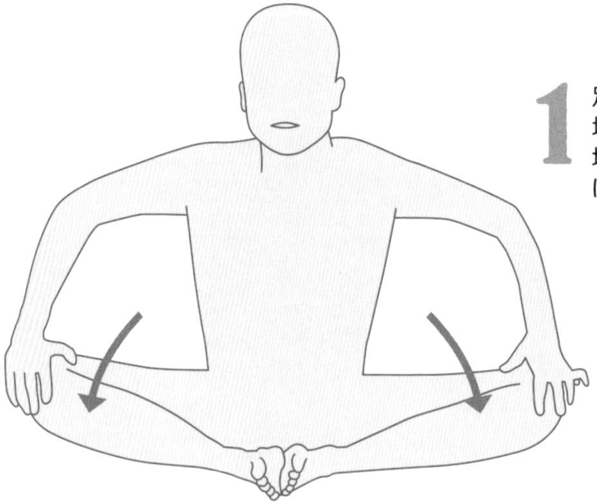

1 足の裏を合わせて、脚を地面に持って行く。脚が地面に着かなかった人は、かなりやばい！

POINT

両脚を開いていく

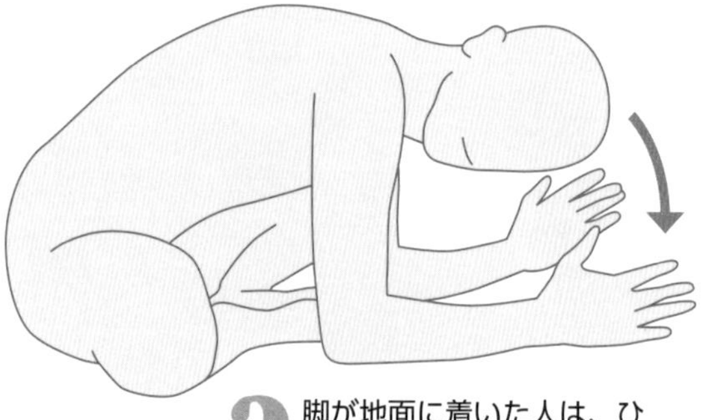

POINT

脚が浮いてはいけない

2 脚が地面に着いた人は、ひじを地面につける。ひじが地面に着かなかった人は、まあまあやばい

STEP❶ 大臀筋中臀筋ストレッチ

自分の筋肉の柔らかさに応じてストレッチをかけていきます。

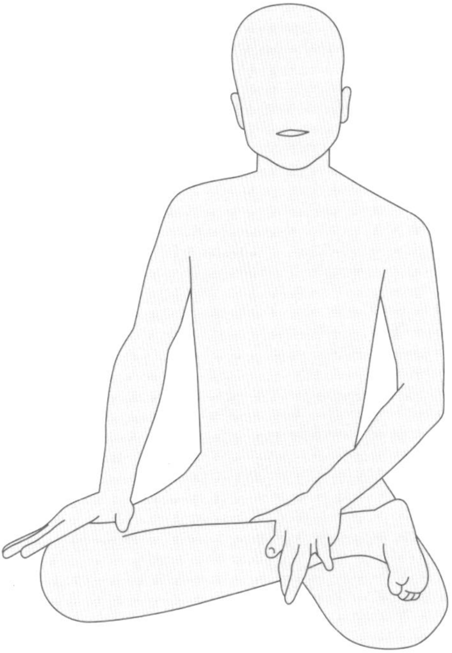

左右10秒、15秒

1 座った状態から、片足を曲げて反対の足にかける。可能な範囲で足を開く。この時点でお尻が張る方は、このままの姿勢で 10 秒間ストレッチ。反対も同様に

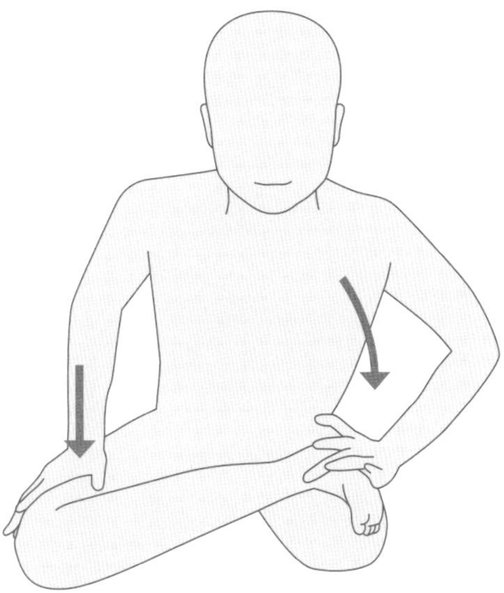

2 1の時点でまだ大丈夫な方は、体を前方へまっすぐに倒して、15 秒間キープ。反対側も同様に

POINT

右のお尻の側面が伸びているのを感じる

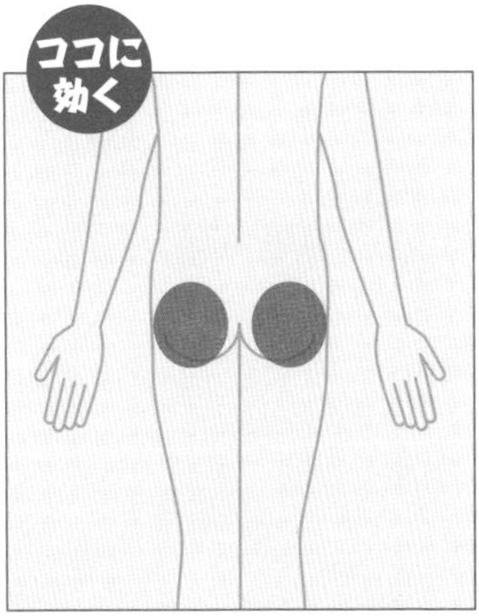

大臀筋と中臀筋。これらの筋肉を伸ばし、股関節の動きを向上させる。

STEP ❷ 中臀筋小臀筋ストレッチ

脚を外に開きにくくさせる筋肉を伸ばしていきます。

左右15秒

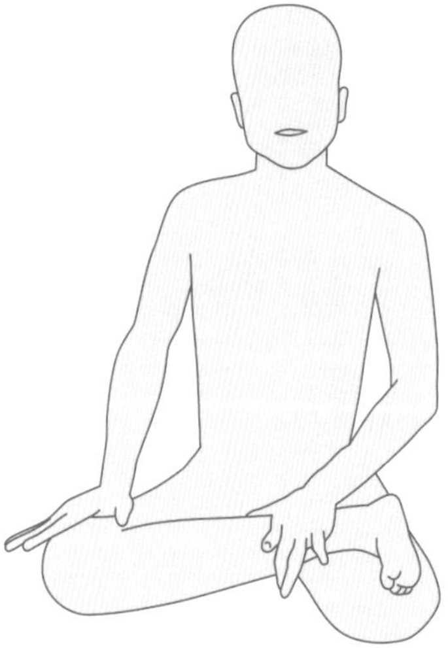

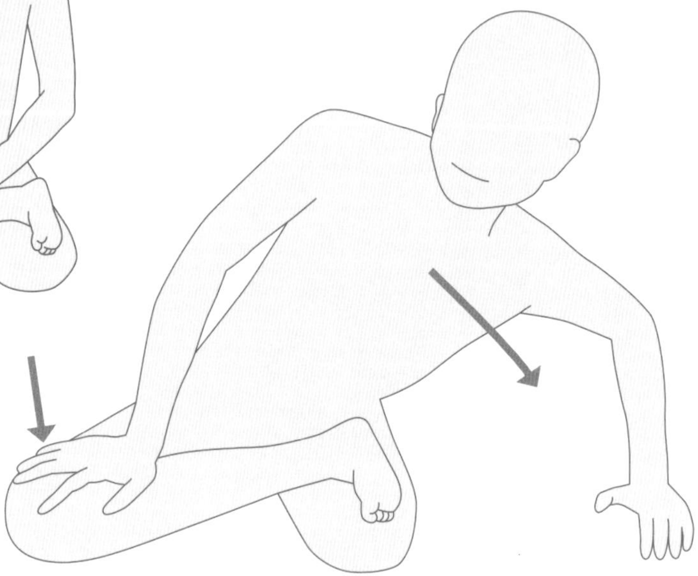

1 大臀筋中臀筋ストレッチの1の体勢から、体を左斜め前に体を倒して15秒間キープ。反対側も同様に

POINT

右のお尻の側面が伸びる

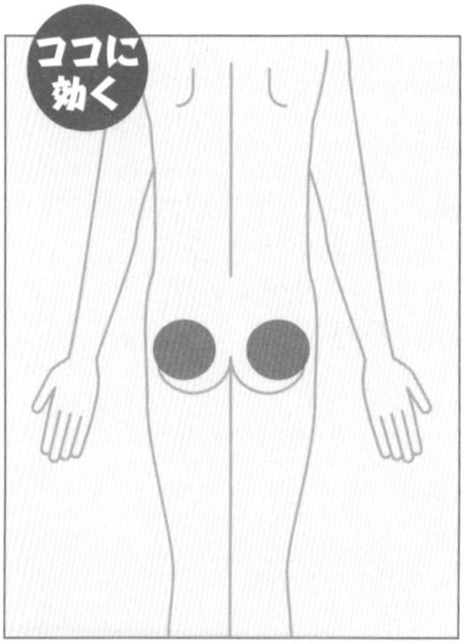

中臀筋と小臀筋。外転と内転の動きをスムーズにし、股関節の柔軟性を高める。

STEP ③大腿筋膜張筋ストレッチ

バランスを崩さないように気を付けながら行いましょう。

左右15秒

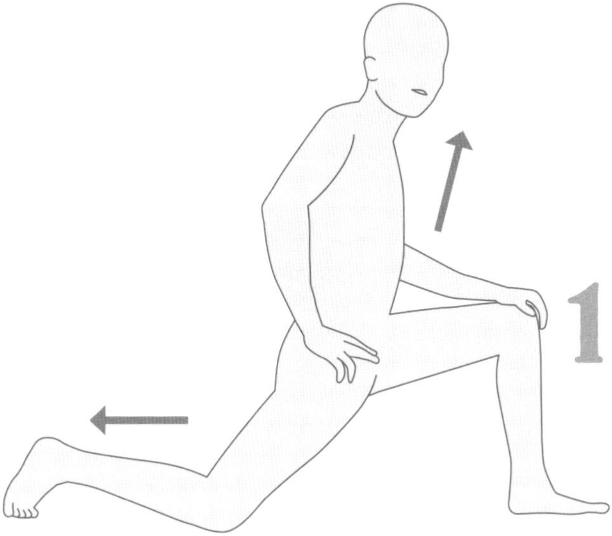

1 右脚を後ろに引いて、左脚を前にぐっと出して、上体を起こす

POINT

脚の右斜め前の大腿筋膜張筋がストレッチされる

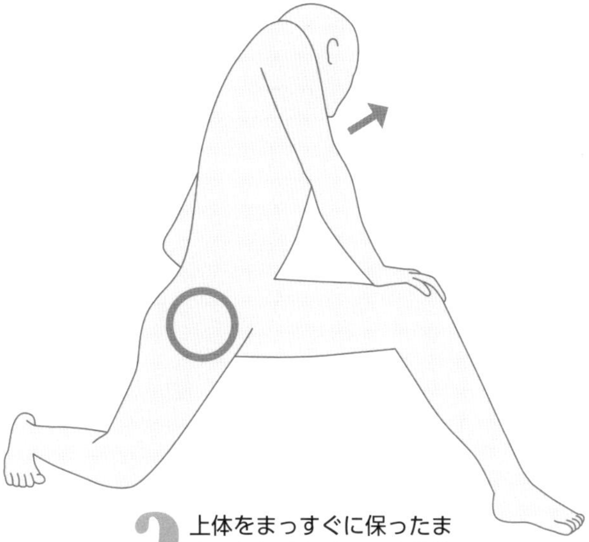

2 上体をまっすぐに保ったまま、左にひねる。この体勢のまま 15 秒間キープ。反対側も同様に

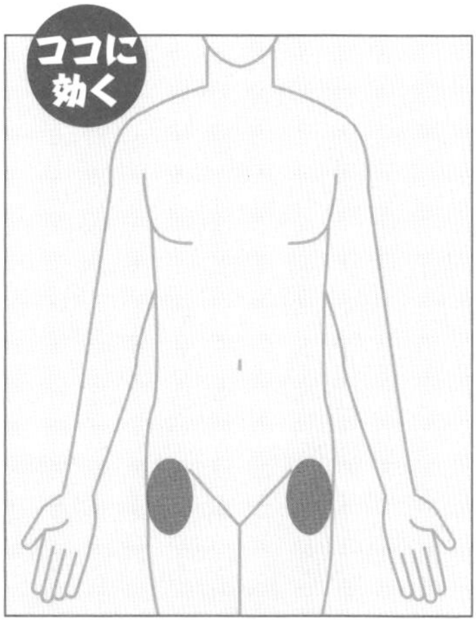

大腿筋膜張筋。腿の前部の筋肉を伸ばし、歩行時の動きをスムーズにする。

STEP❹ 下腹部インナーマッスルトレーニング

内臓脂肪を燃やしたり、腰痛予防に効果があります。

20秒×2セット

1 両足の裏をペタリと合わせる

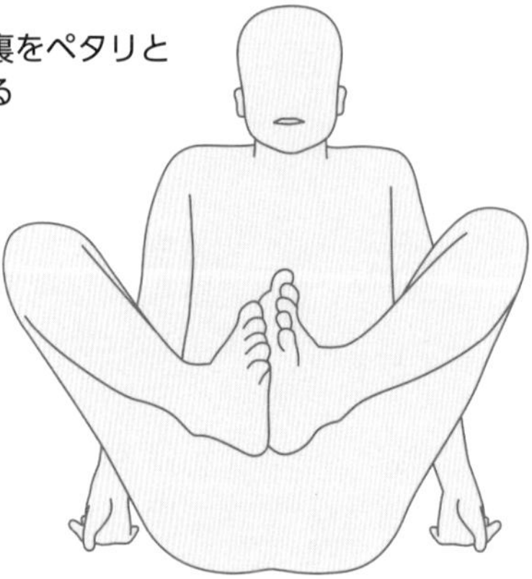

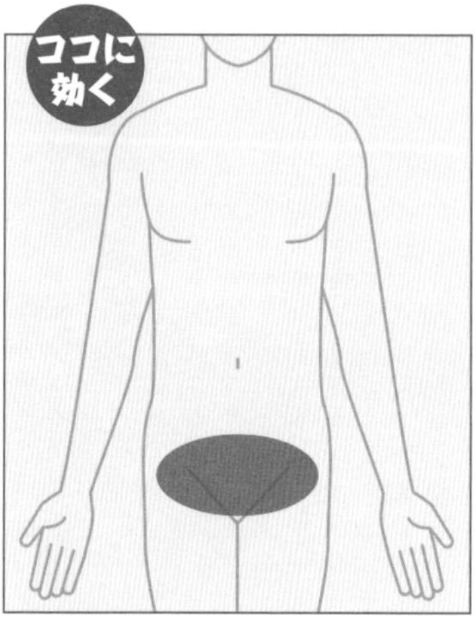

下腹部のインナーマッスル。内臓脂肪を燃やし、腰痛の予防に役立つ。

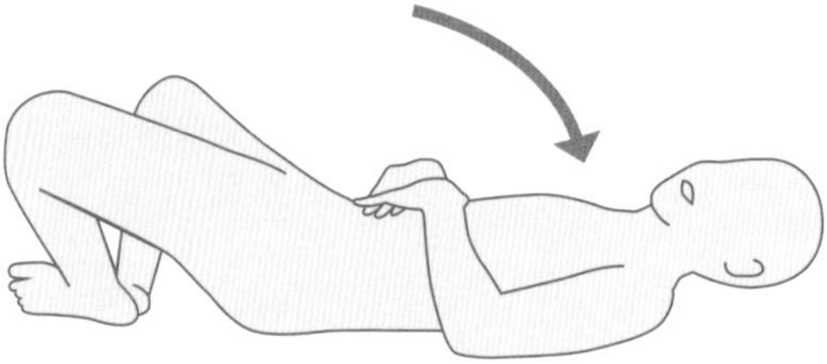

2 仰向けに寝る

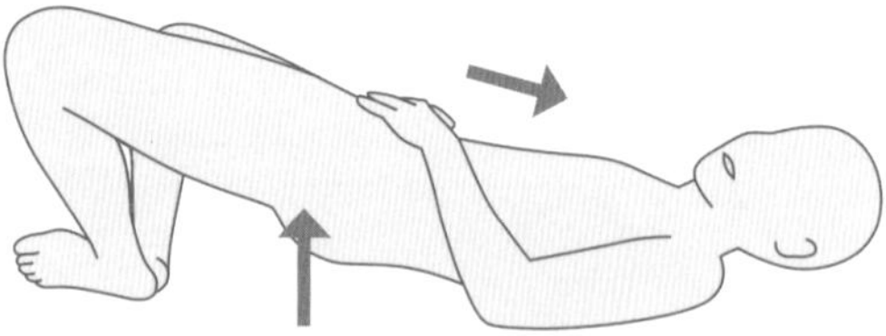

3 おへそを顔のほうに向けるつもりで、お尻を持ち上げる

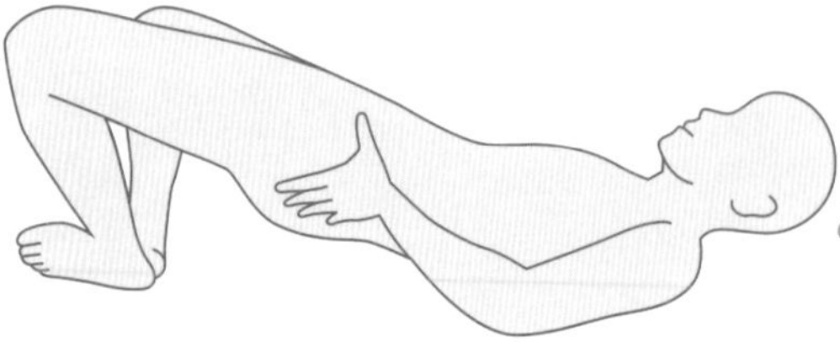

4 この体勢のまま20 秒間キープ

STEP⑤ 腸腰筋トレーニング

息を吐きながら行うことで、リンパの流れがより良くなります。

20回×2セット

1 仰向けに寝たまま足の指を上に向ける

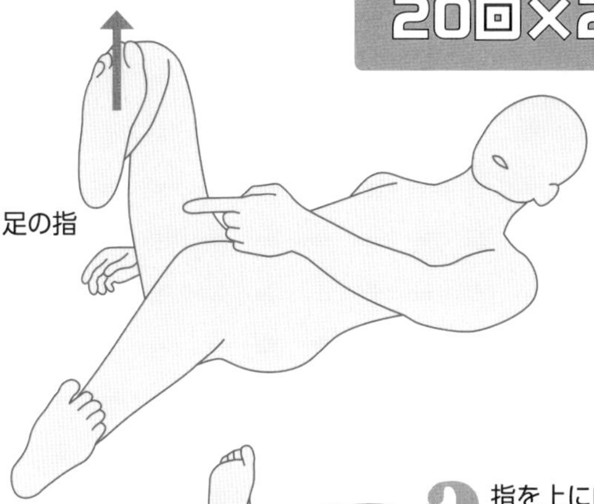

2 指を上に向けたたまま、片足ずつ上げ下げを繰り返す

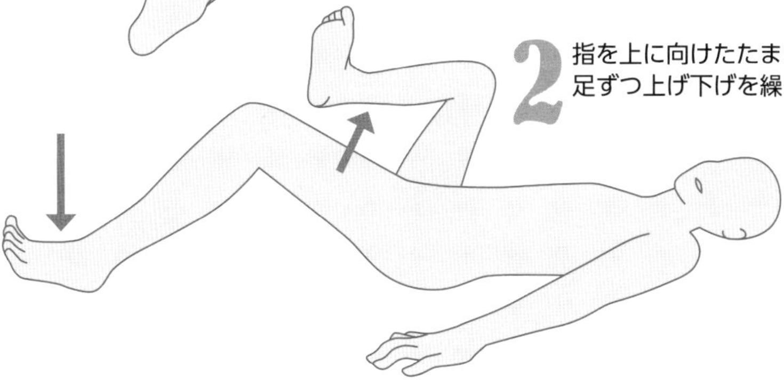

POINT

下腹部に力が入っているのを意識

3 息を吐きながら20回行う

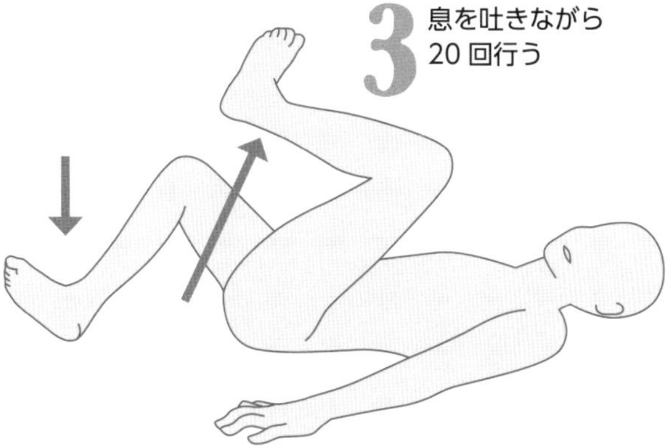

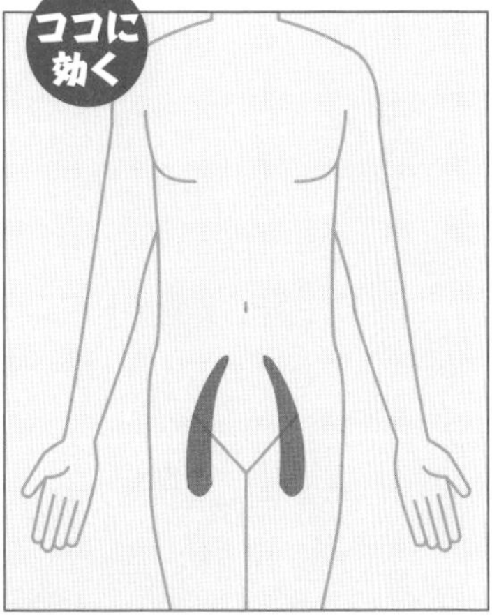

腸腰筋。腰の筋肉を鍛え、腰痛の予防とリンパの流れを促進する。

寝たまま3分でできる！
老廃物を流して激ヤセ！

全3STEP

STEP❶ 脇腹のストレッチ

肩甲骨をスッキリさせるエクササイズです。

左右20秒

動画はコチラ

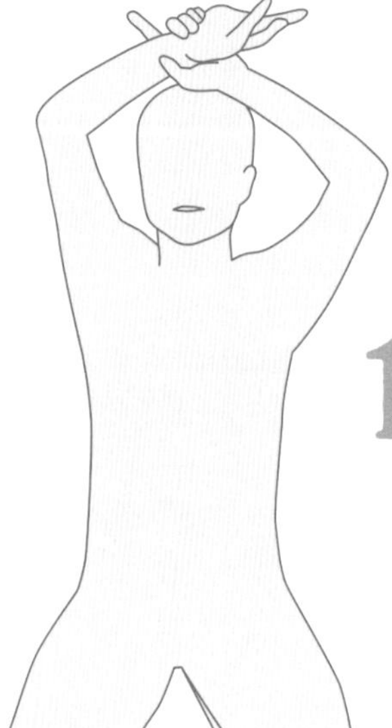

1 右手を頭の上にあげ、手のひらを上に返す。反対の手で上げたほうの手首をつかむ

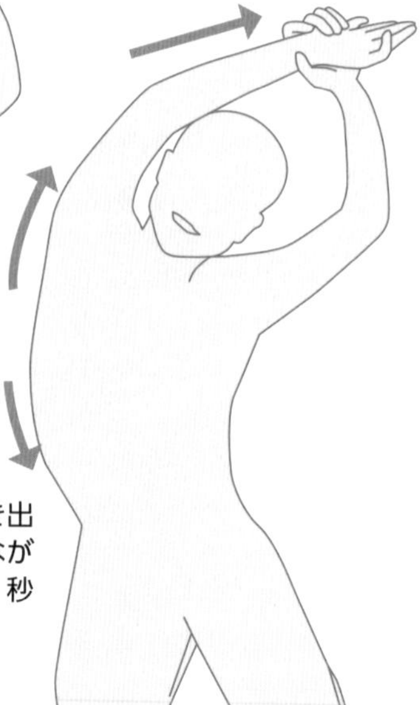

2 右の脇を外側に突き出すように息を吐きながら、ストレッチ 20 秒間。反対も同様に

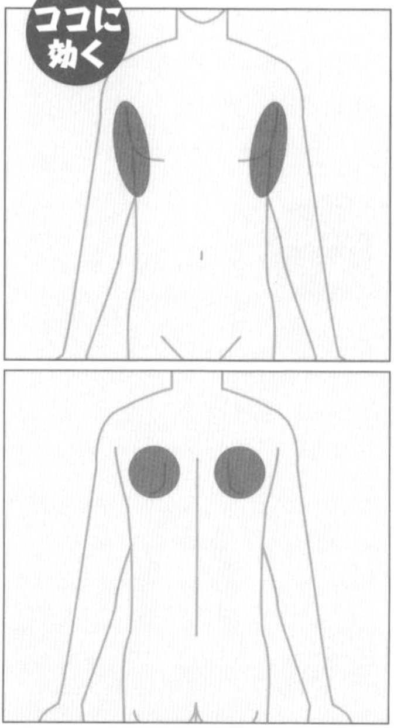

脇腹の筋肉。肩甲骨の動きをスムーズにし、リンパの流れを促進する。

STEP❷ 腰方形筋のトレーニング

体幹のインナーマッスルを鍛えるエクササイズです。

10回×2セット

1 仰向けに寝る。腕を少し広げて、手のひらを上に向ける

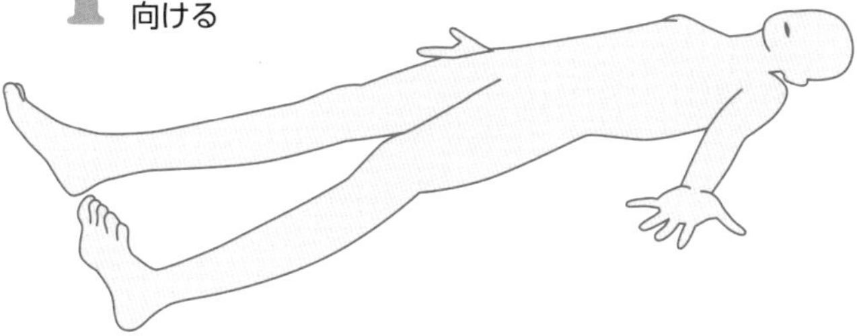

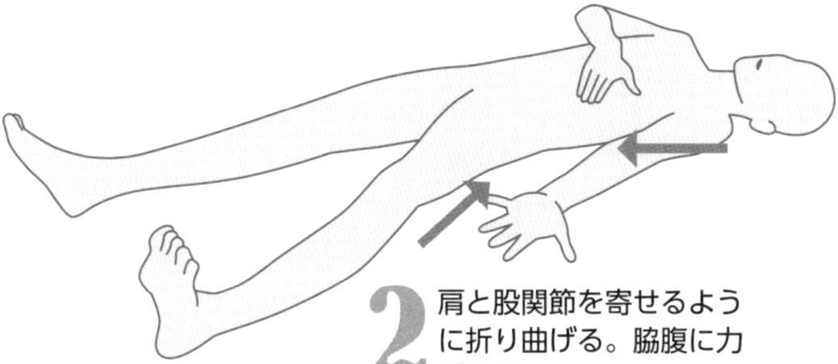

2 肩と股関節を寄せるように折り曲げる。脇腹に力が入る

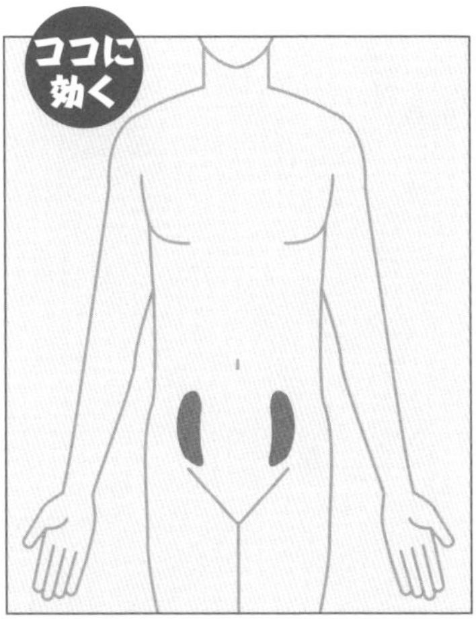

腰方形筋。体幹のインナーマッスルを鍛え、リンパの流れを改善する。

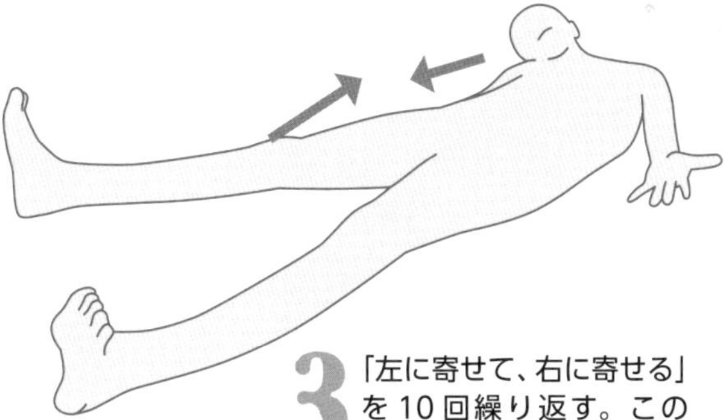

3 「左に寄せて、右に寄せる」を 10 回繰り返す。このとき脚が少し外に出しても大丈夫

STEP③ 内側ハムストリングスのトレーニング

「ふとももの内側」を意識して行うトレーニングです。

10回×2セット

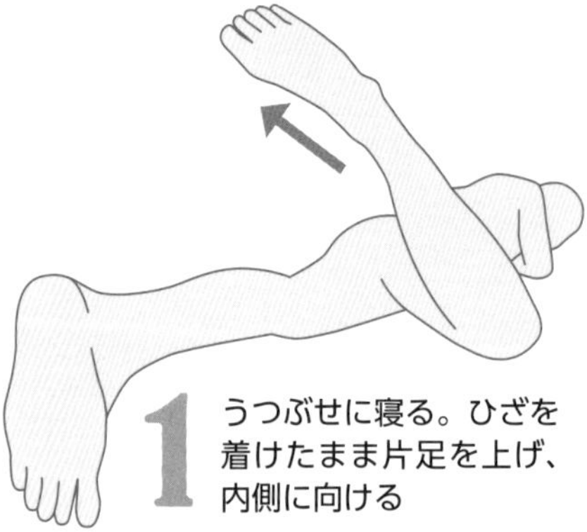

1 うつぶせに寝る。ひざを着けたまま片足を上げ、内側に向ける

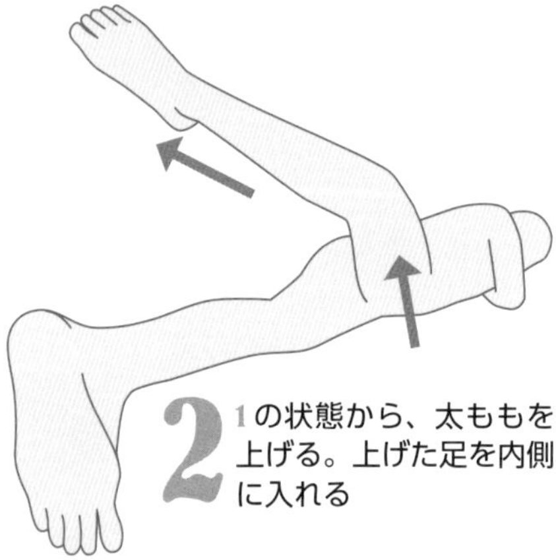

2 1の状態から、太ももを上げる。上げた足を内側に入れる

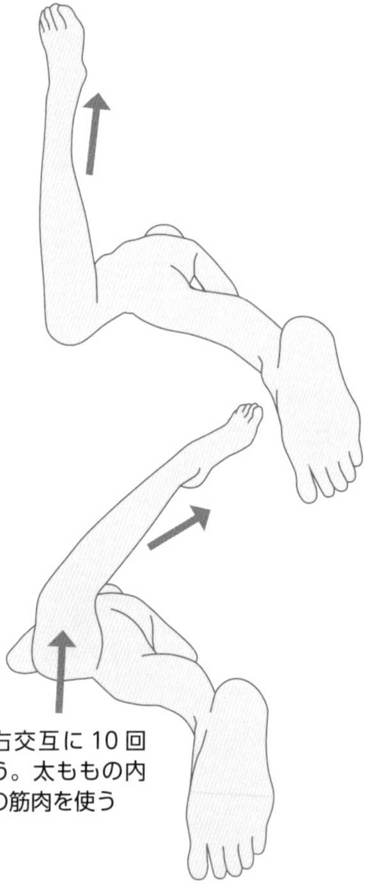

3 左右交互に10回行う。太ももの内側の筋肉を使う

POINT

「内側に入れる」のは理解が難しいと思うが、なんとなく太ももの内側に力が入っていたらOK

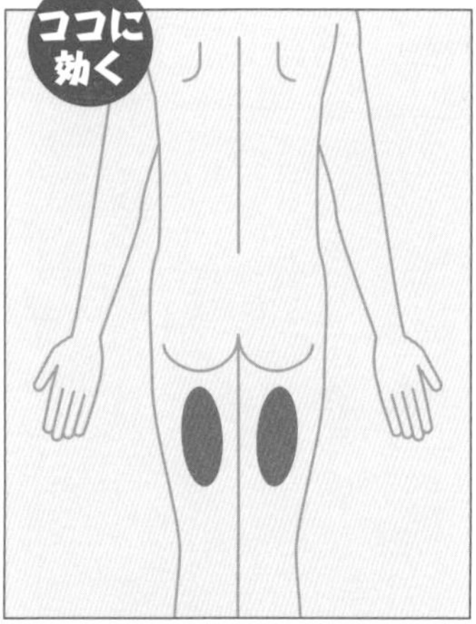

太ももの内側の筋肉。筋肉の柔軟性を高め、リンパの流れを促進する。

リンパ流しで肝臓洗浄！疲労が回復するトレーニング！

全3STEP

STEP❶ 腸腰筋の筋トレ

リンパを流すためのインナーマッスルトレーニングを行います。

10回

動画はコチラ

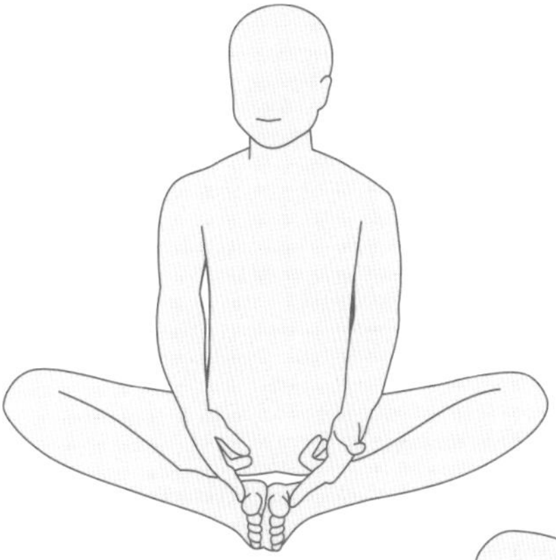

1 座った状態で両足の足裏を合わせる

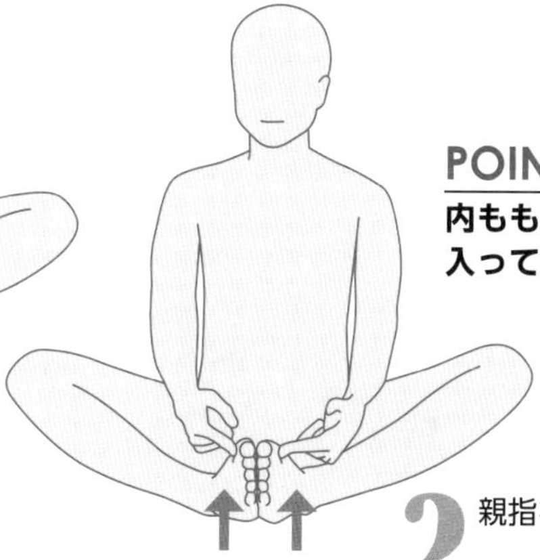

POINT

内もも、鼠径部に力が入っているはず

2 親指を上げる

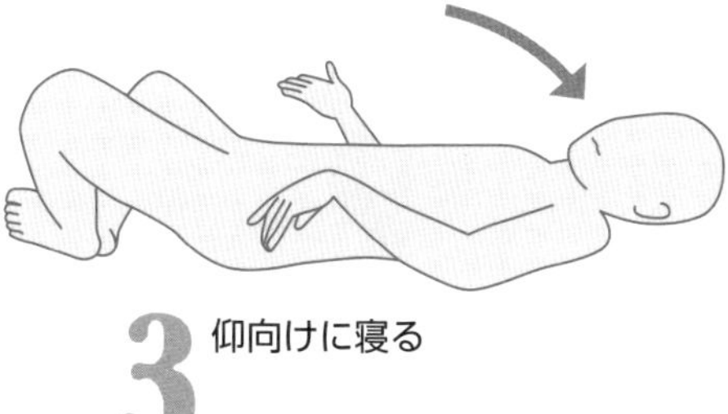

3 仰向けに寝る

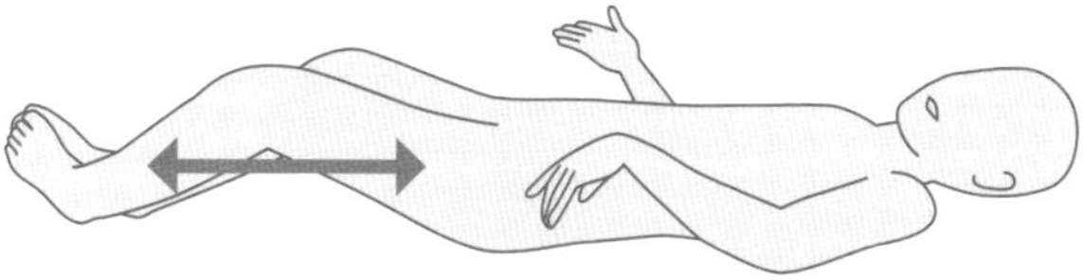

4 足裏を合わせて、親指を上げたまま、脚を伸ばす戻すを10回繰り返す

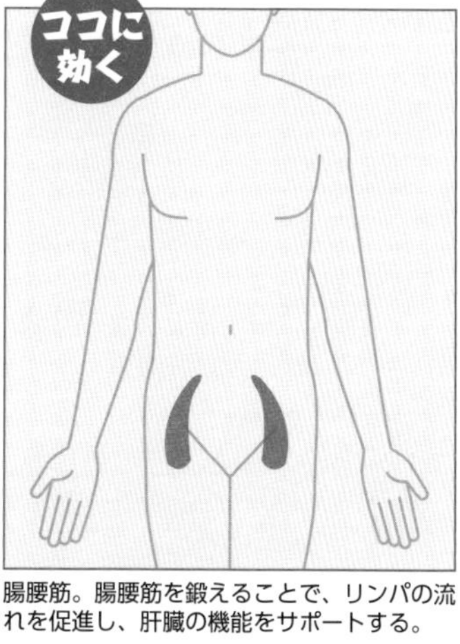

腸腰筋。腸腰筋を鍛えることで、リンパの流れを促進し、肝臓の機能をサポートする。

STEP ❷ 脇腹の筋トレ

腹横筋を鍛えて、下腹部リンパを流れやすくします。

10秒×3セット

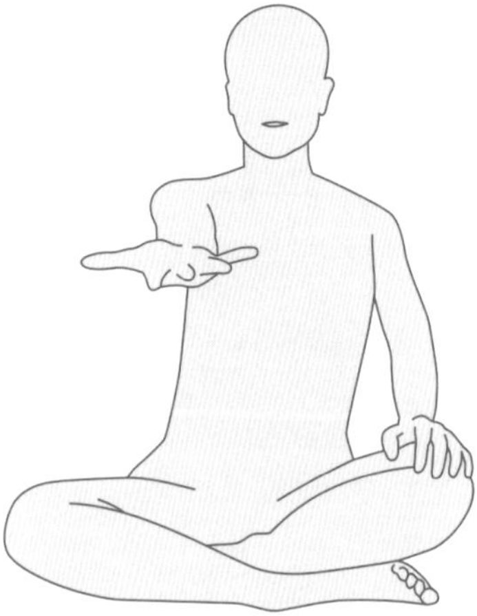

1 右手を前に出して手のひらを上に向ける

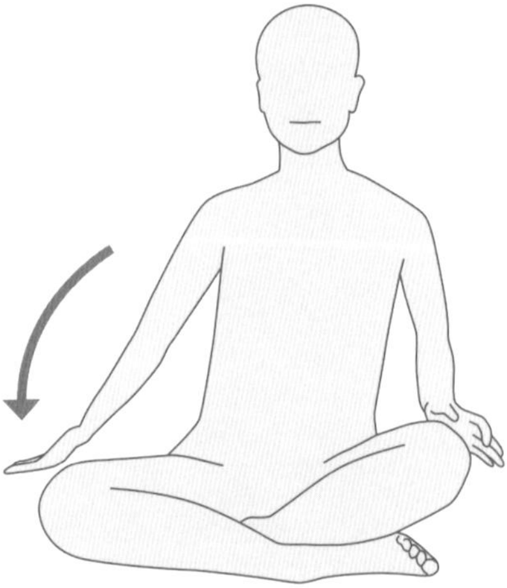

2 体の横まで右手を引く

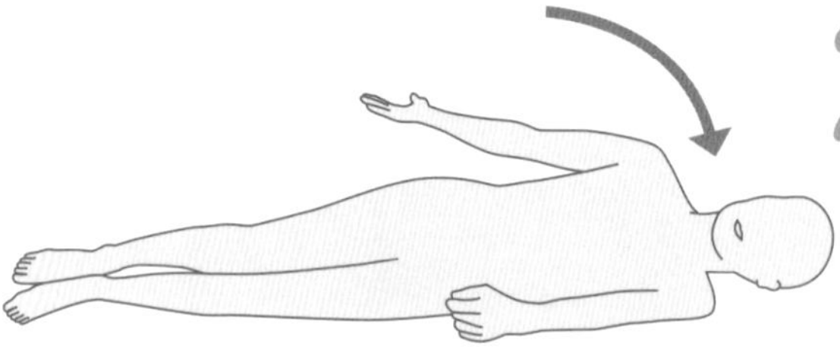

3 右手を横に開いたまま、横向きに寝る。右手が上にある状態

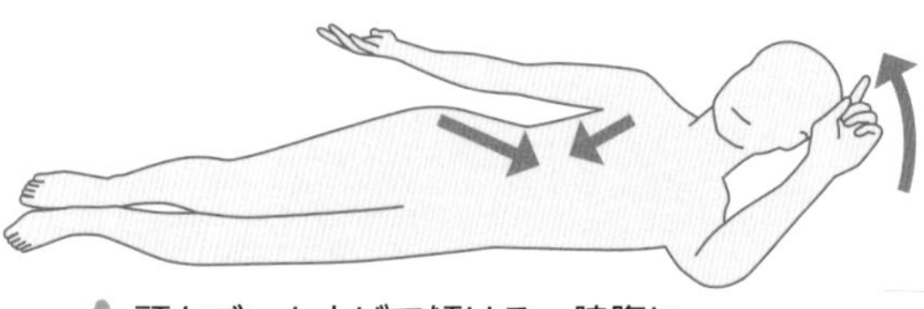

4 頭をグッと上げて傾ける。脇腹に力が入った状態で 10 秒間キープ。反対も同様に

POINT

体が反り過ぎないように

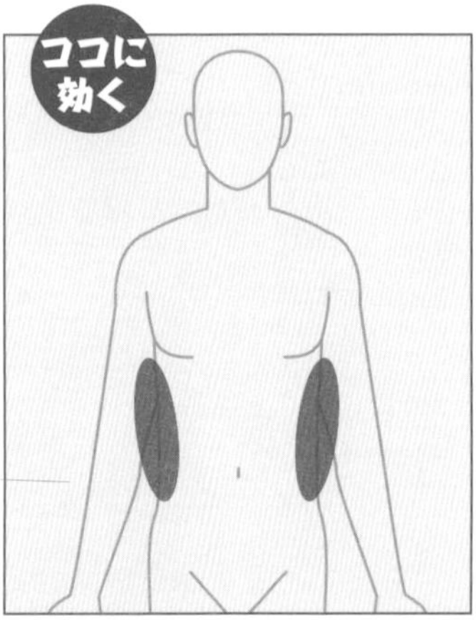

腹横筋。腹横筋を鍛えることで、下腹部のリンパの流れを改善する。

STEP ③ 肩甲骨周りの筋トレ

まず鎖骨の下をマッサージして、肩甲骨周りのトレーニングに入ります。

10秒×3セット

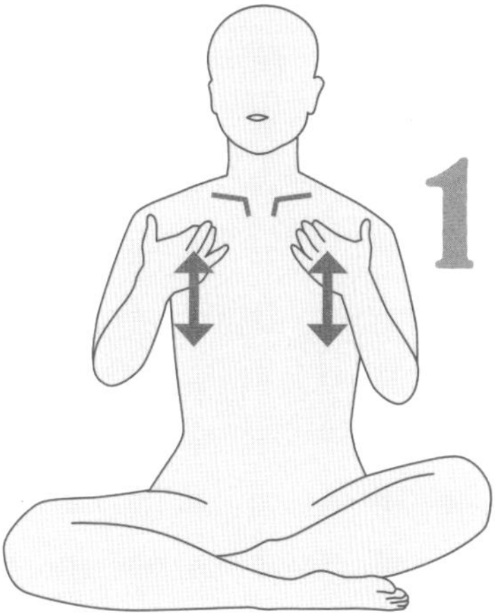

1 鎖骨の真下をマッサージしてリンパを流しやすくする。20秒間マッサージ

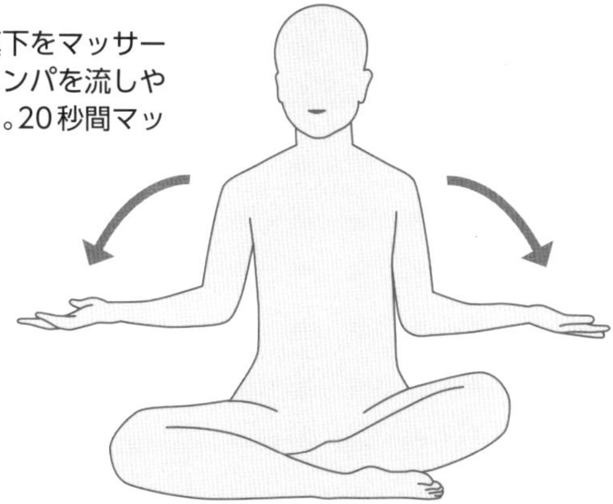

2 両手のひらを上に向けて横に開く

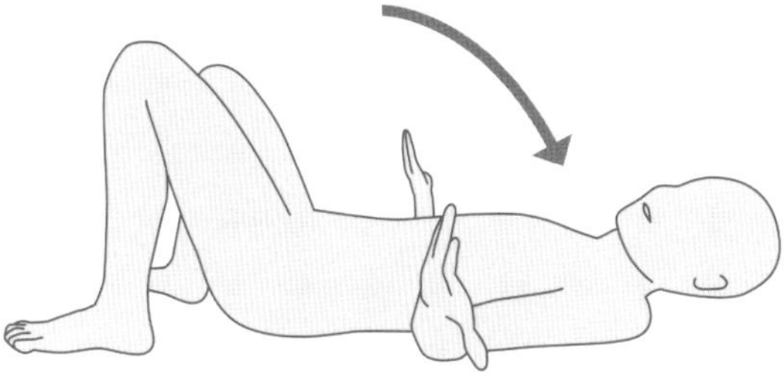

3 2の体勢のまま、あおむけに寝る

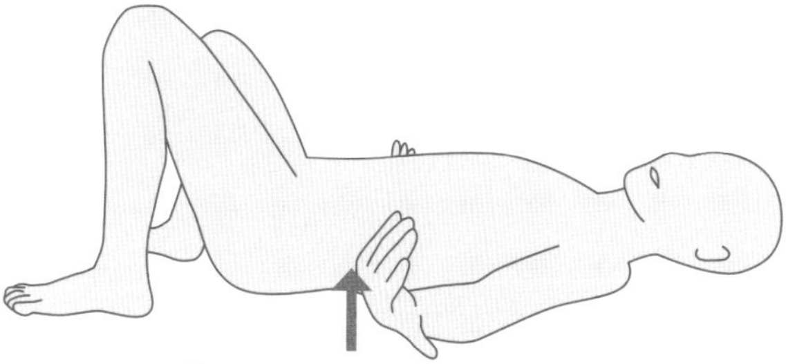

4 胸を反らして、背中を浮かせる肩甲骨ブリッジの体勢で10秒間キープ

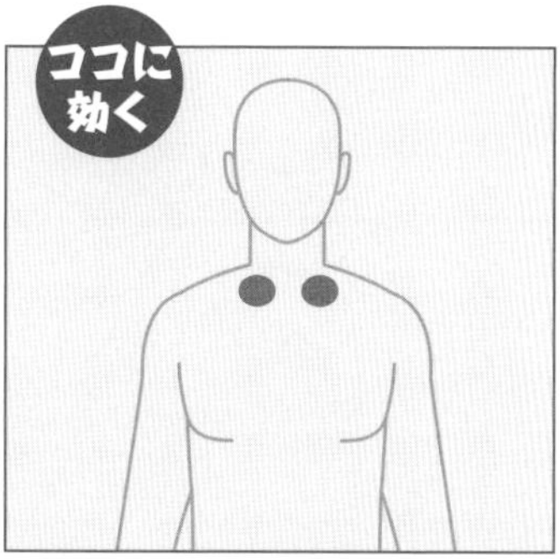

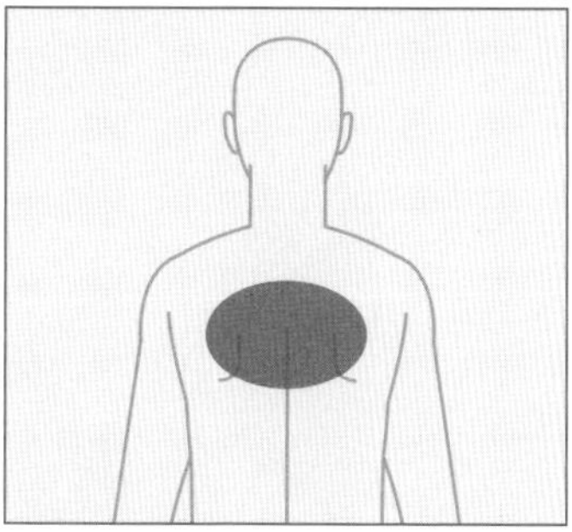

肩甲骨周りを鍛えて、鎖骨下リンパを流れやすくします。

ガンコな五十肩をこれで治す 鎖骨下・腋窩リンパ流し!

全2STEP

STEP❶ 鎖骨下リンパ流し

まず鎖骨下の皮膚はがしを行ってからマッサージを行います。

左右20秒、20秒、10秒

動画はコチラ

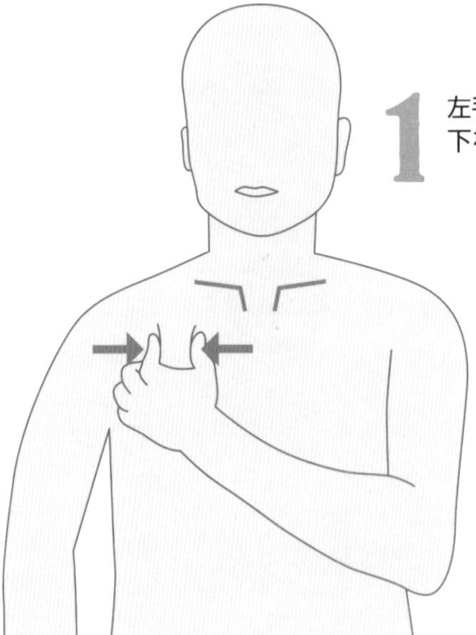

1 左手で右の鎖骨の下を触る

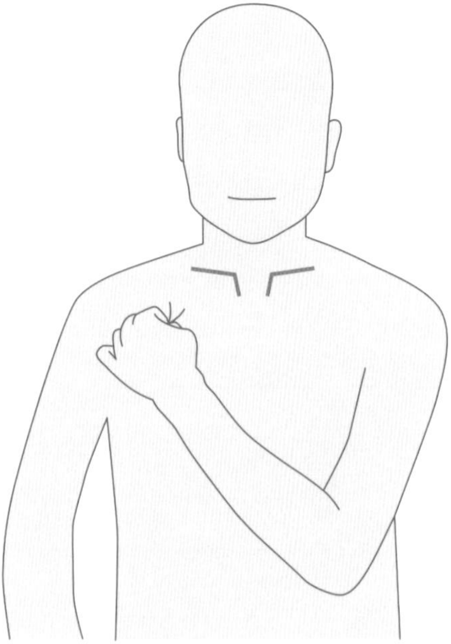

2 そのまま皮膚を 20 秒間つまむ（リンパの流れが悪い人は痛いはず）。

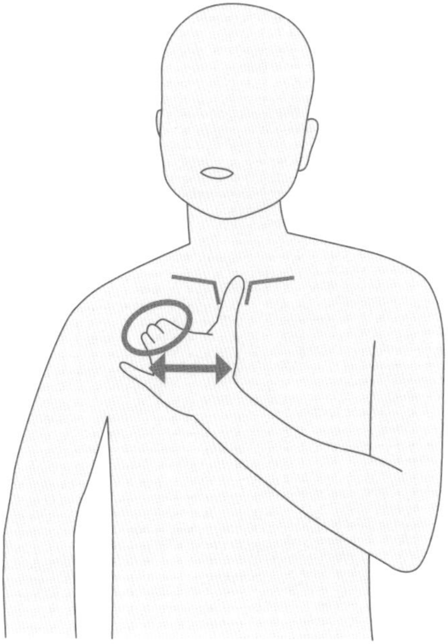

3 次に同じ部分を、指先3本を使ってグリグリグリっと20秒間ほぐす

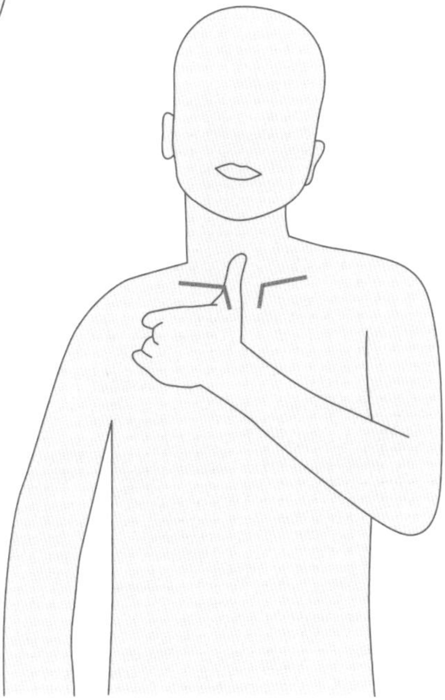

4 最後に鎖骨の下を強く10秒間押す

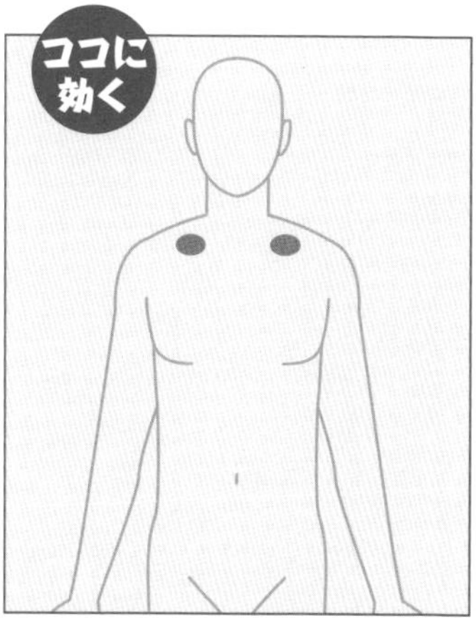

鎖骨下の筋肉。鎖骨下の筋肉をほぐし、リンパの流れを促進し、五十肩の症状を和らげる。

STEP❷ 腋窩リンパ流し

まず軽くもんでから、痛みが出るくらい強くもみます。

左右20秒、10秒

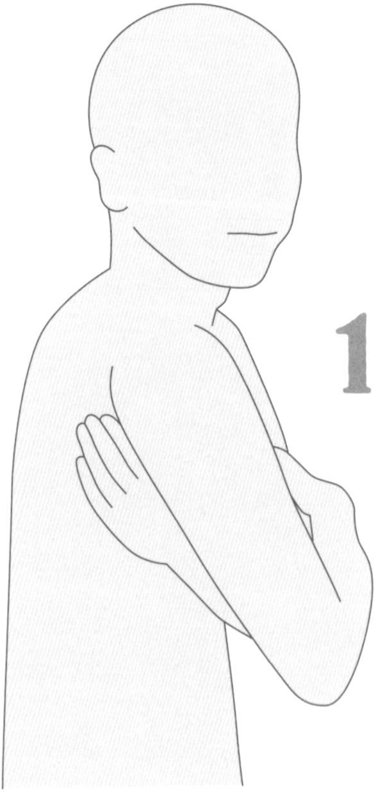

1 左手で右の脇をつかむ。そのままグリグリと 20 秒間軽くもむ。反対も同様に行う

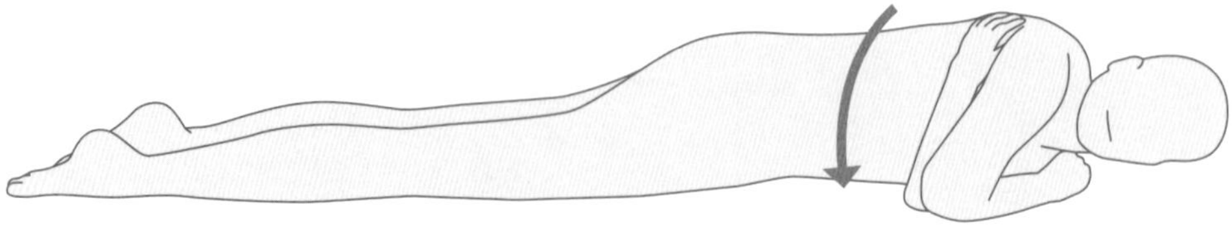

※右手が左の脇に届かない場合は、横向きに寝た状態でやると届きやすい。
ひじを床につけて前に倒れるとつかみやすい

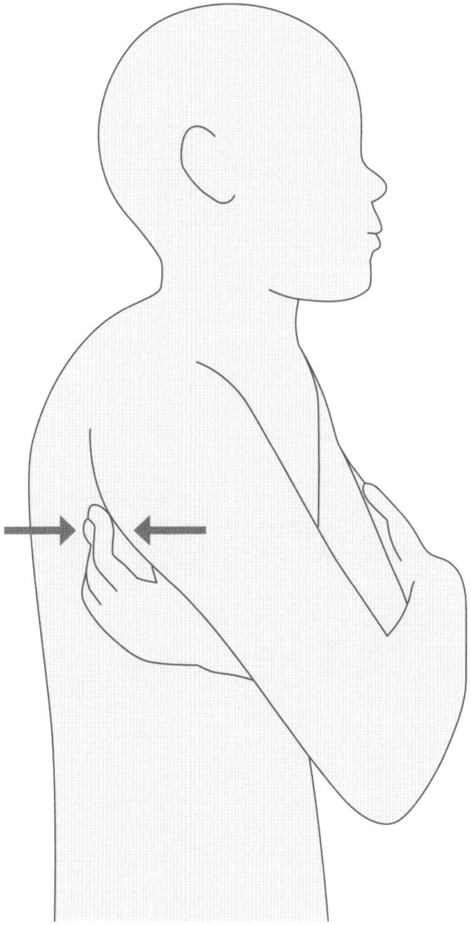

2 1と同じ部分を強くつかむ。軽く痛みが出るくらいの感じで、10 秒間ギューと強くつかむ。反対も同様に行う。余裕があれば、もう 1 セット行っても OK

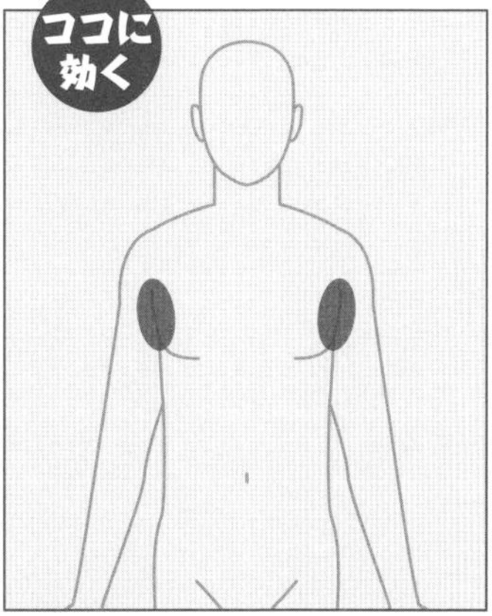

腋窩の筋肉とリンパ節。強くもむことで、筋肉の緊張を和らげ、リンパの流れを促進する。

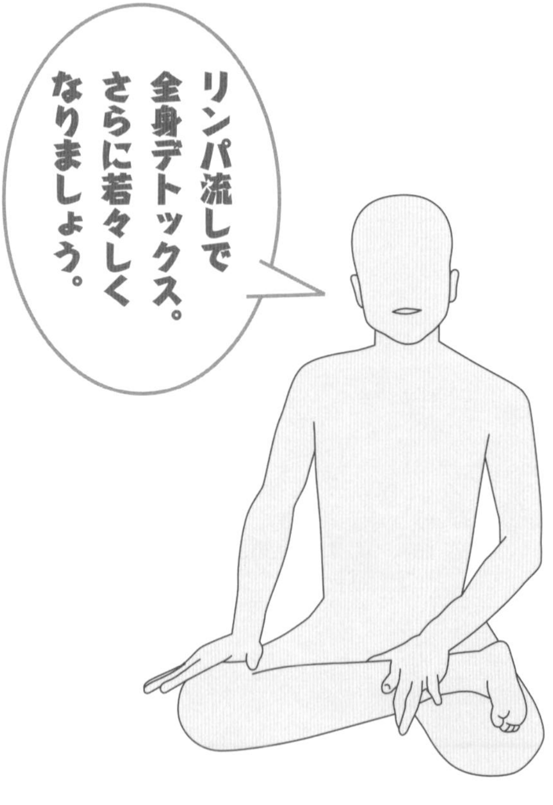
リンパ流しで
全身デトックス。
さらに若々しく
なりましょう。

第5章
高血圧改善

本章では、高血圧に効くマッサージなどを紹介します。

血圧が高くなると、脳出血や脳梗塞などの脳血管障害を引き起こすおそれがあります。それらを未然に防ぐためにも血圧のコントロールが必要です。呼吸を整えることによって自律神経をコントロールし、血圧の上昇が抑えられるとも言われていますが、それでもなかなか血圧が下がらない方もいることでしょう。そのような方のために、今回は「ツボ」を押すことで自律神経をコントロールする方法を紹介します。主に「手のツボ」と「首のツボ」を中心に押し、加えて「呼吸」を整えることで自律神経をコントロールしやすくします。その後に首やふくらはぎのマッサージを行って筋肉の硬さをとり、血圧が流れやすい状態をつくっていきます。

血圧が劇的に改善！すぐ効くツボ押しマッサージ

全3STEP

STEP❶ 手のツボ押し

自律神経を整えるツボを押します。

左右10秒

動画はコチラ

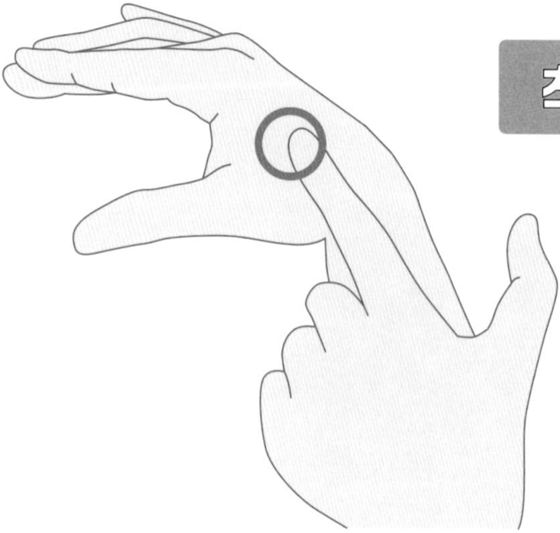

1 親指と人差し指の間の「合谷」というツボを確認

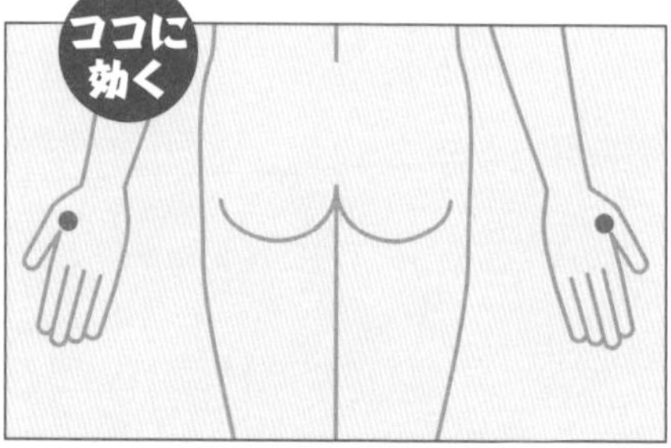

手の合谷ツボ。このツボは全身の血行を良くし、頭痛や肩こりの緩和にも効果があると言われています。

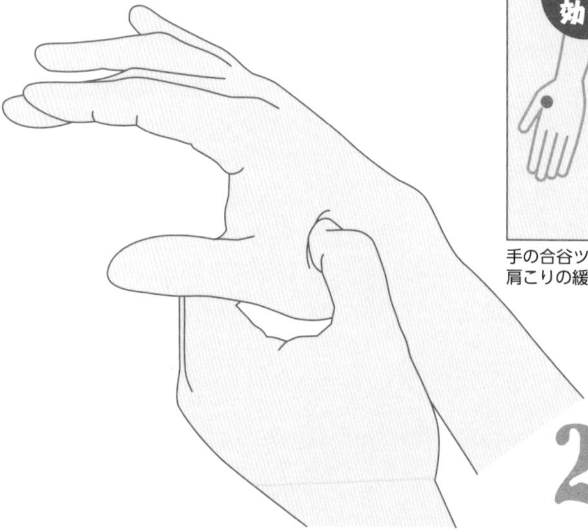

2 この部分を反対の親指で押す。息を吐きながら10秒間グリグリと押す。反対の手も同様に行う

STEP❷ 首のツボ押し

首をやさしくマッサージして自律神経を整えます。

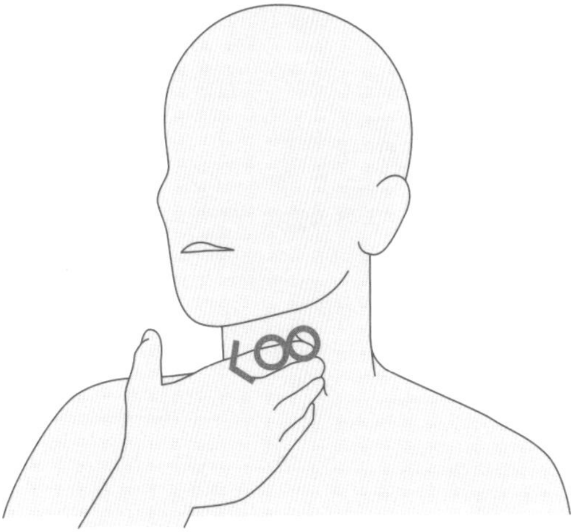

左右10秒

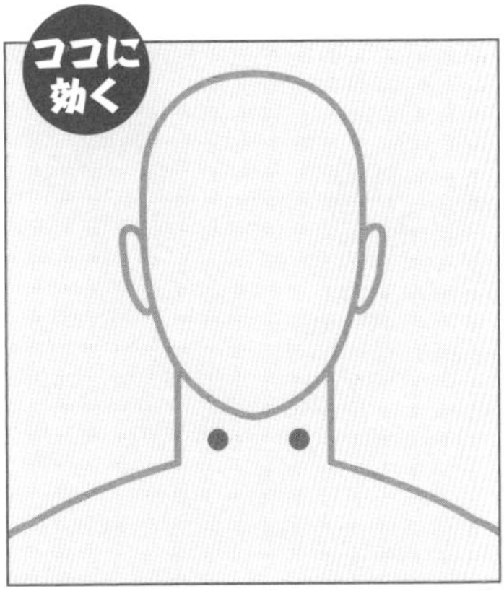

首の側面に位置するツボ。首の緊張を和らげ、頭部への血流を促進する効果が期待できます。

1 喉仏から指２本分横のところに、人差し指・中指・薬指の３本を当てて、10 秒間グリグリとマッサージ。反対側も同様に行う

※最後に深呼吸をゆっくりして

STEP❸ 呼吸で整える

最後に深呼吸して体の調子を整えます。

10秒×5セット

1 ゆっくり５秒間吸う、ゆっくり５秒間吐く。これを５セット繰り返す

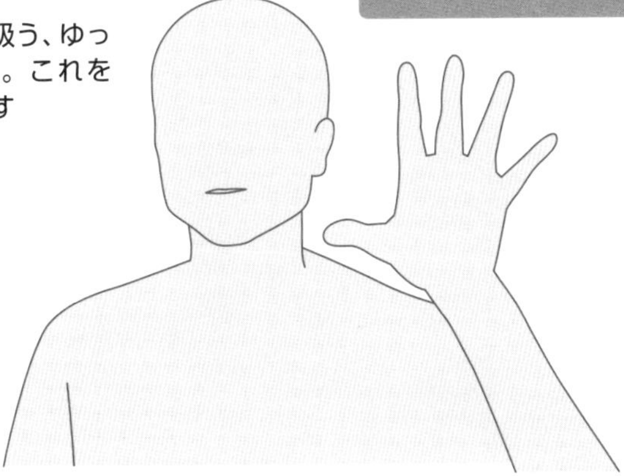

押すだけで勝手に血圧が下がる！
20秒押すだけのマッサージ

全3STEP

STEP❶ 腸腰筋ほぐし

腹筋のインナーマッスルを緩めます。腸腰筋が硬いと、下半身の血流が悪くなってしまい、血圧が上がりやすくなってしまいます。

動画はコチラ

30秒

1 おへそから指４本分横に手を当てる

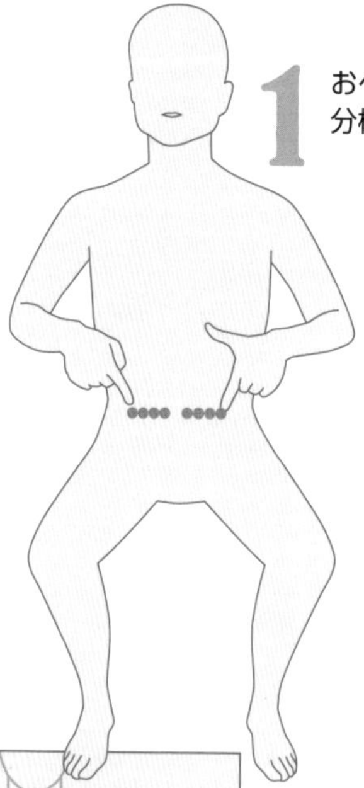

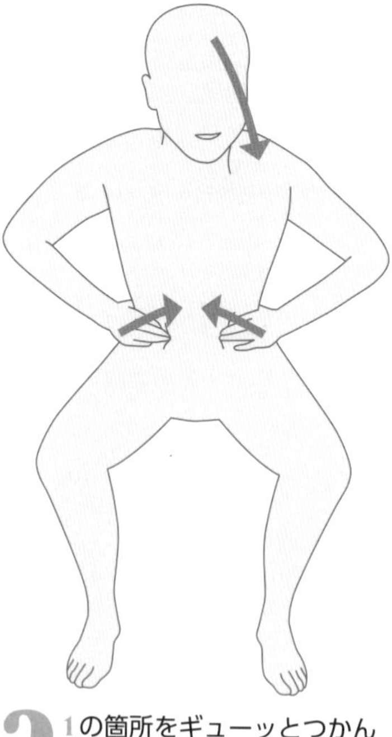

2 1の箇所をギューッとつかんで圧迫する。そのまま上半身は前かがみになった体勢で 30 秒間キープ

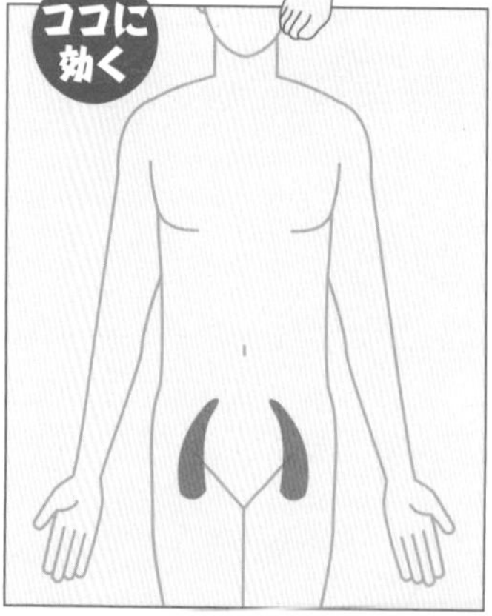

腸腰筋。この筋肉をほぐすことで、腰痛の緩和や血流改善が期待できます。

STEP❷ ふくらはぎ血流流し

第二の心臓と言われるふくらはぎの緊張をとって、血圧を下げます。

左右20秒×2セット

1 椅子やベッドに座り、ふくらはぎを両手でつまむ

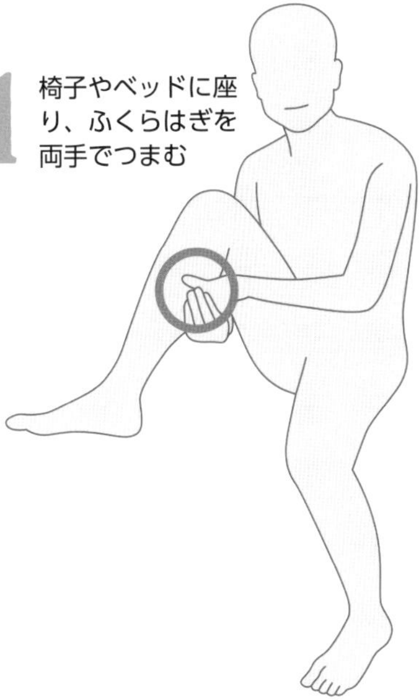

2 つまんだままの体勢で、つままれた足のつま先を上げる

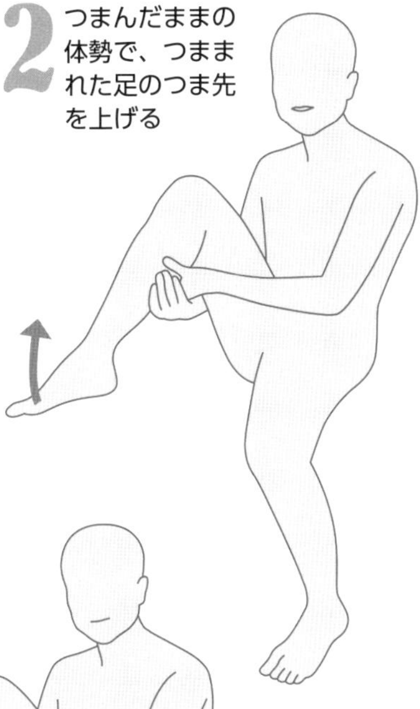

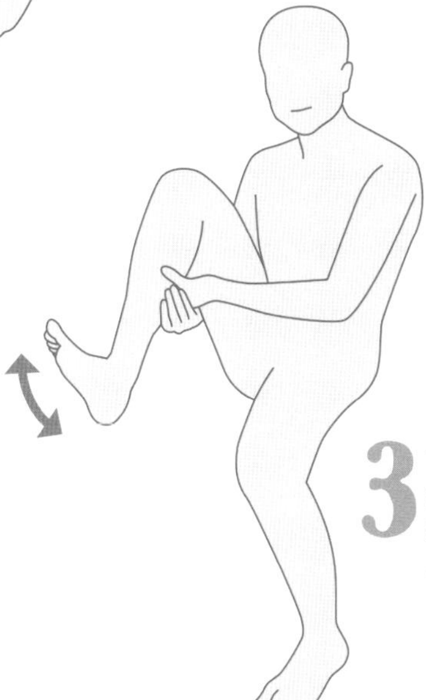

3 つま先を下げる。つま先の上げ下げの一連の動作を 20 秒間行う。反対の足も同様に行う

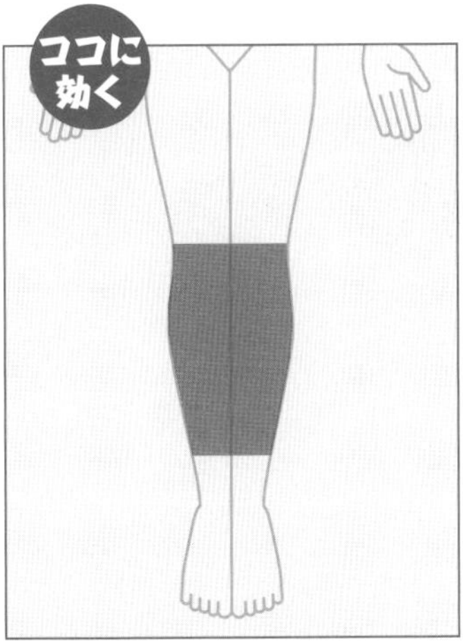

ふくらはぎの筋肉。ふくらはぎをマッサージすることで、下半身の血流を促進し、血圧の安定に寄与します。

STEP❸ 股関節の血流流し

股関節を動かして、全身の循環を良くしていきます。

30秒×2セット

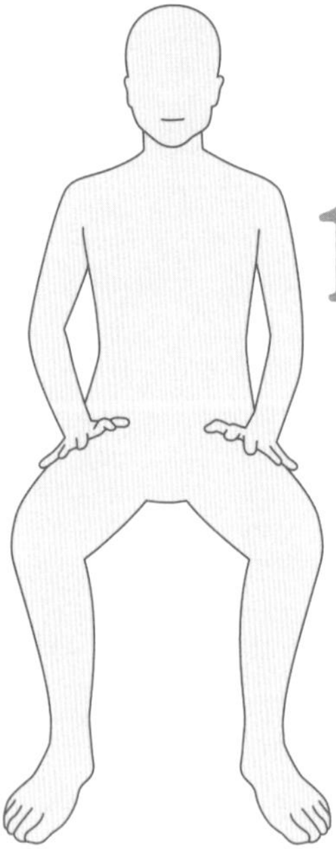

1 椅子やベッドの
上に座る

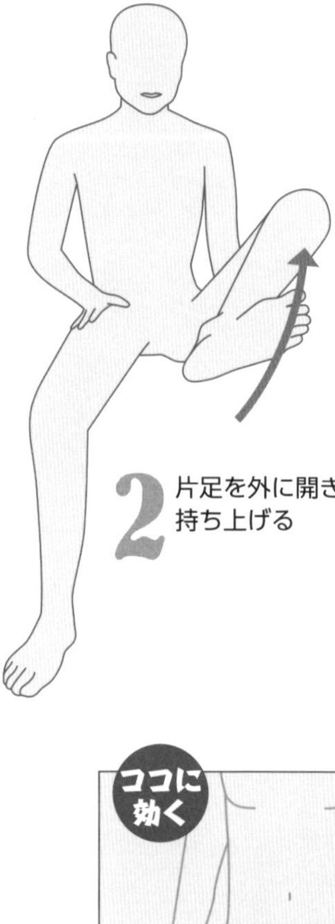

2 片足を外に開きながら
持ち上げる

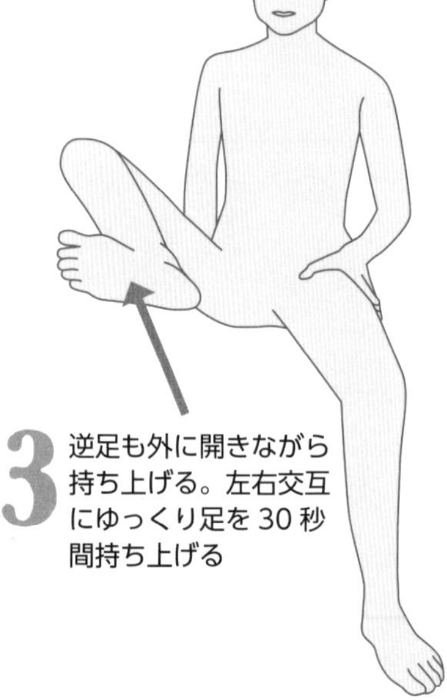

3 逆足も外に開きながら
持ち上げる。左右交互
にゆっくり足を 30 秒
間持ち上げる

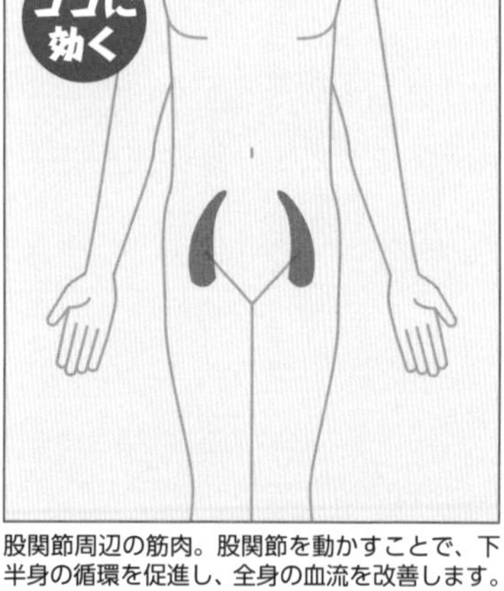

股関節周辺の筋肉。股関節を動かすことで、下
半身の循環を促進し、全身の血流を改善します。

血圧を今すぐ下げる！筋肉マッサージ2選！

全2STEP

STEP❶ 斜角筋ストレッチ

首周りの筋肉が硬いと血圧が上がりやすくなってしまいます。

動画はコチラ

左右30秒

1 右手で、左の鎖骨の真ん中から少し上にある斜角筋を軽く押す

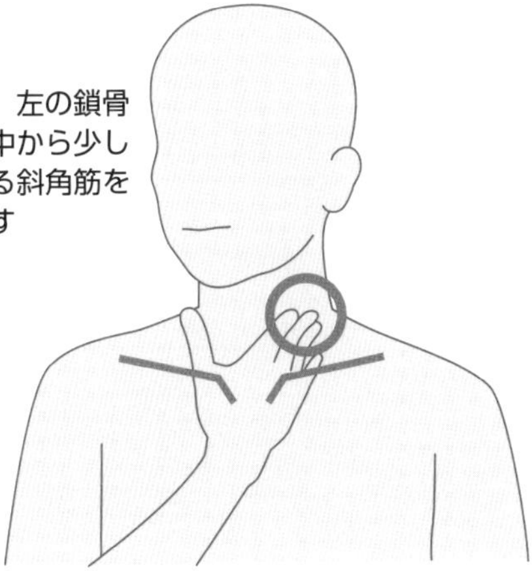

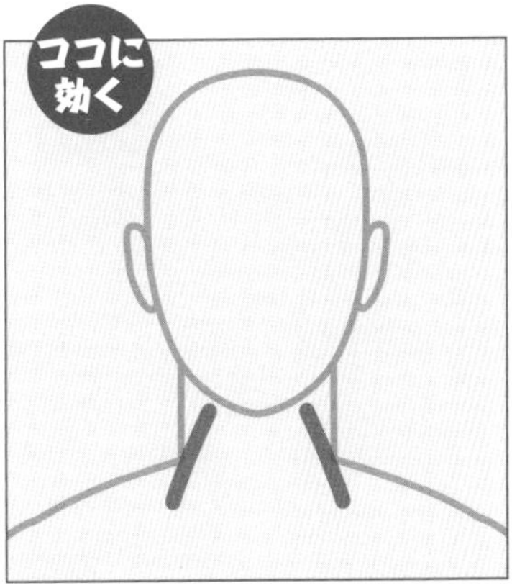

首の斜角筋。この筋肉をストレッチすることで、首の緊張を和らげ、頭部への血流を促進します。

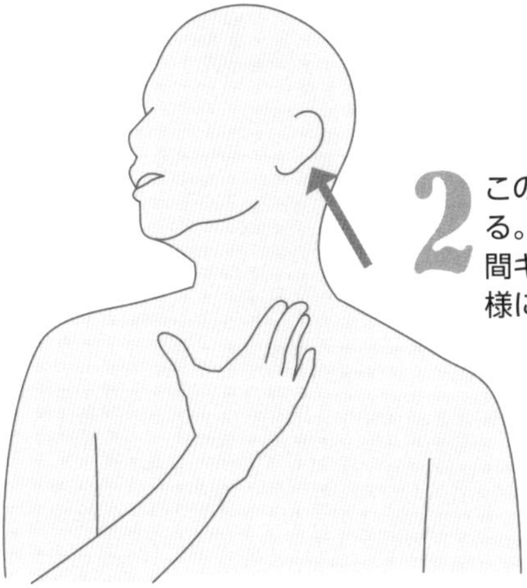

2 このまま首を右に曲げる。この体勢で 30 秒間キープ。反対側も同様に行う

POINT

片方ずつ行うこと。両方同時にやると、頸動脈を圧迫して気を失ったりしてしまう可能性があるので危ない

STEP❷ アキレス腱、ヒラメ筋マッサージ

ふくらはぎの筋肉をほぐして、血流を改善します。

左右20秒

1 右手の親指で、すねの骨から指２本分横にあるヒラメ筋を押す。

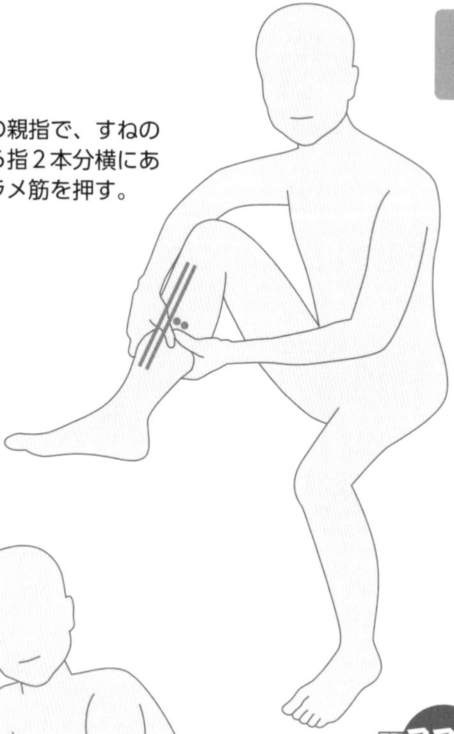

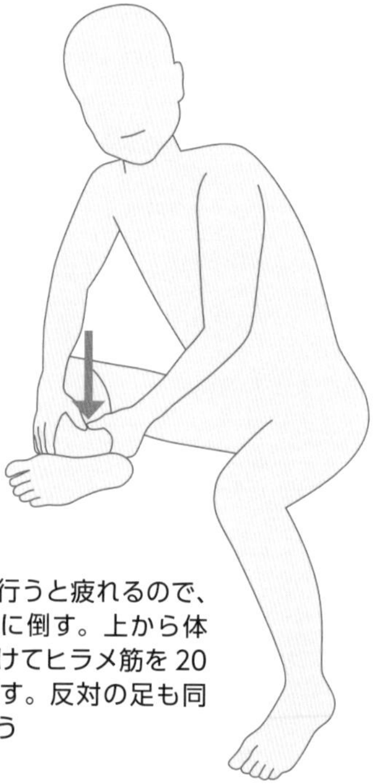

2 空中で行うと疲れるので、足を横に倒す。上から体重をかけてヒラメ筋を 20 秒間押す。反対の足も同様に行う

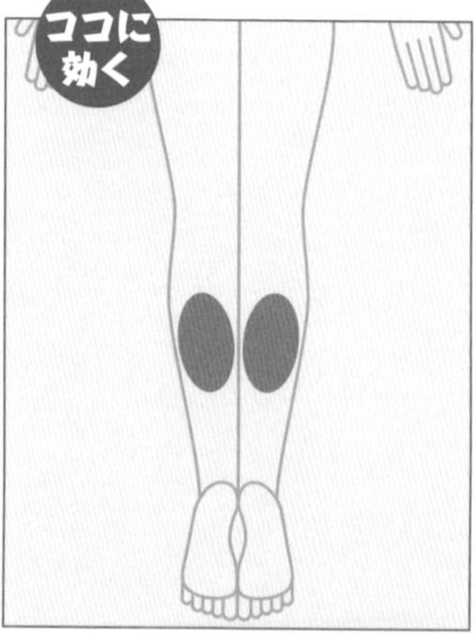

ふくらはぎのヒラメ筋とアキレス腱。これらの部位をマッサージすることで、足の疲れやむくみの緩和、血流の改善が期待できます。

第6章

便秘解消

本章では、「便秘」に効くマッサージなどを紹介します。
リンパの流れが悪くなると、老廃物や脂肪、不要な水分が体の外に排出されなくなってしまいます。体全体のリンパの６割は腸に集中していると言われています。腸リンパを適切に流し、リンパの流れを整えることが、便秘を解消するための重要なポイントです。ここでは、運動や食事制限にプラスαで付け加えてほしい腸リンパマッサージをご紹介します。このマッサージによって、お腹周りが温まり、腸が活発に働き、便秘解消が期待できます。厳しい運動や食事制限でも痩せられなかった人にもおすすめです。

翌日にはドバドバお通じ！便秘解消の腸リンパマッサージ

全7STEP

STEP❶ お腹の皮膚剥がし

お腹〜脇腹の皮膚が硬いとリンパの流れが悪くなってしまいます。
皮膚を剥がすことでリンパの流れを良くします。

動画はコチラ

左右20秒

1 仰向けに寝て、おへその横の皮膚をつまみ、揺らす

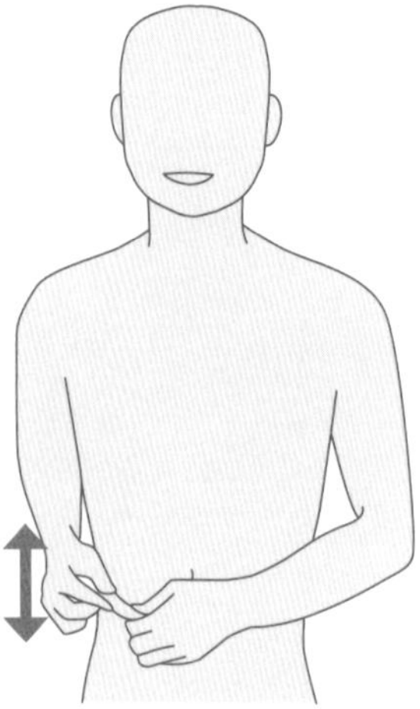

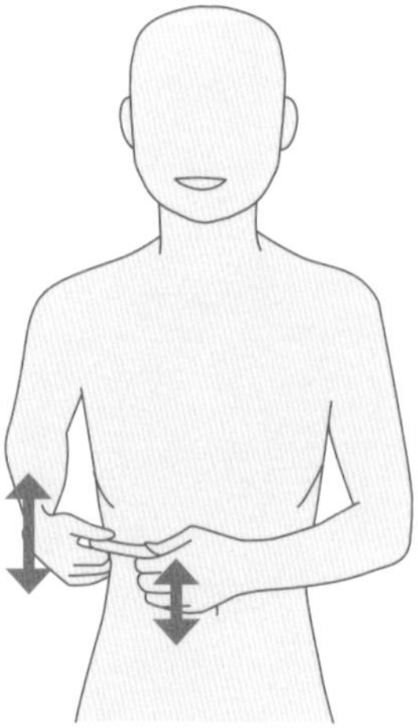

2 肋骨のすぐ下の皮膚からつまみながらゆらし、順番に下へ移動させる

3 脇腹も同じようにつまんで剥がす。それぞれ20 秒間行う。反対側も同様に行う

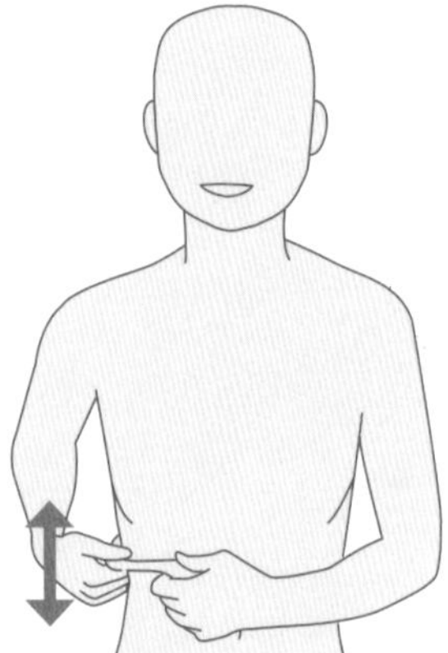

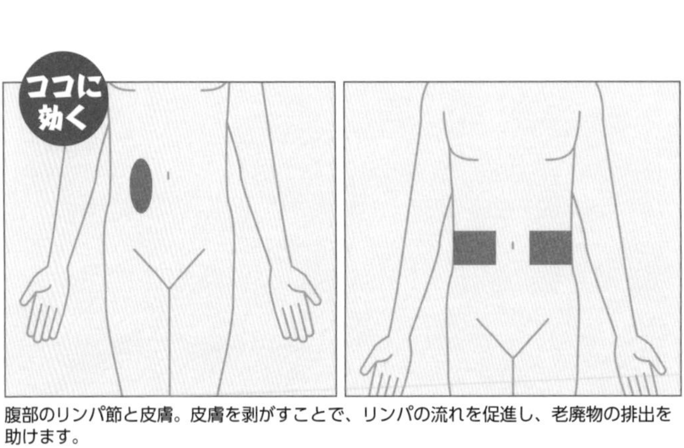

腹部のリンパ節と皮膚。皮膚を剥がすことで、リンパの流れを促進し、老廃物の排出を助けます。

STEP❷ 上行結腸マッサージ

間接的に腸へ刺激を与える＋お腹のリンパを流します。便が出やすくなったとの声も。

30秒

1 仰向けに寝た状態で、おへそから指3本分右のところに両手を当てる

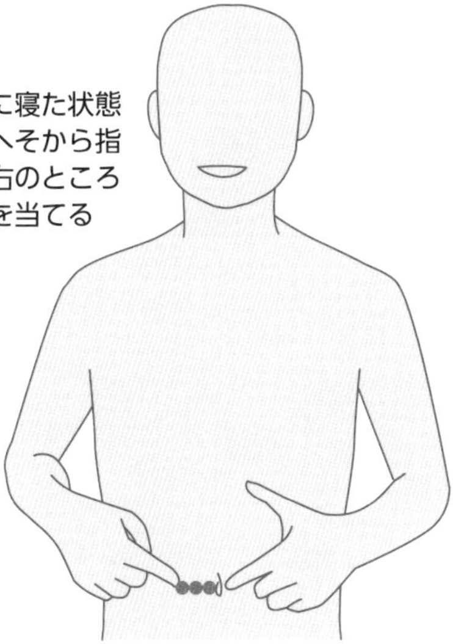

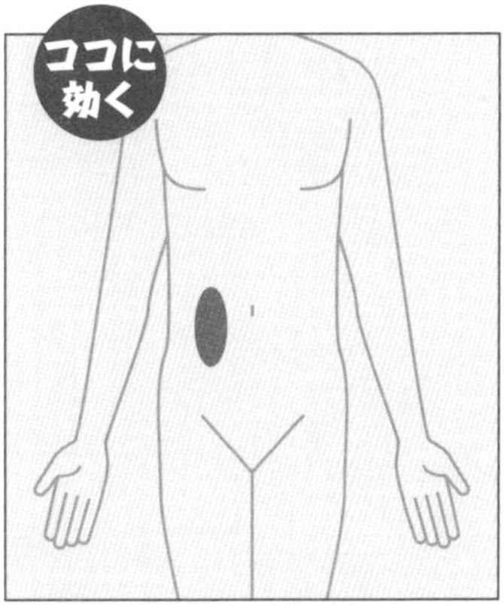

上行結腸。このマッサージで腸の動きを活発にし、便秘解消や腸の健康をサポートします。

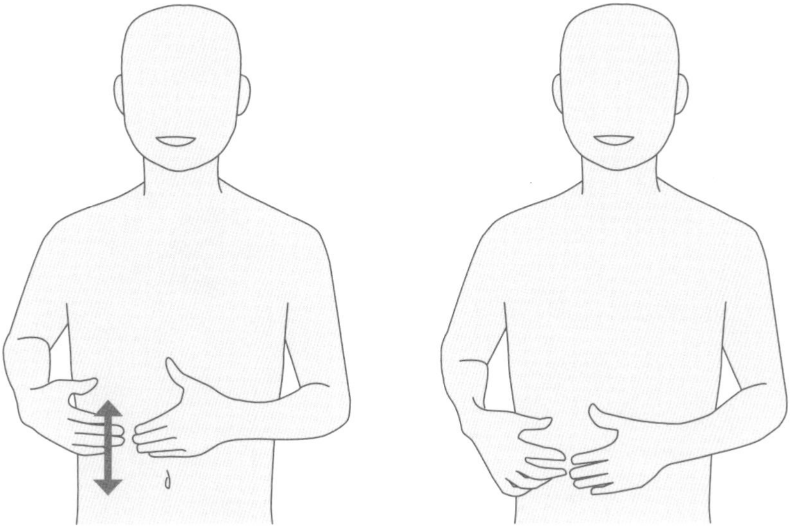

2 指で撫でるように上下に動かして、30秒間マッサージ

STEP③ 横行結腸マッサージ

定期的にやることが大事です。

30秒

1 仰向けに寝た状態でおへそから指３本分上のところに両手を当てる

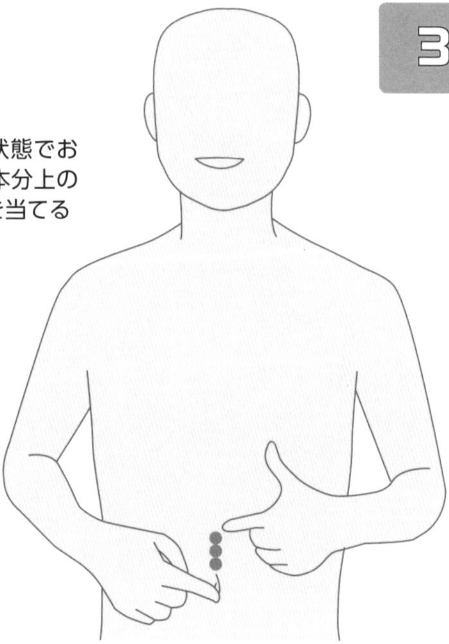

2 指で撫でるように左右に30秒間ゆらす

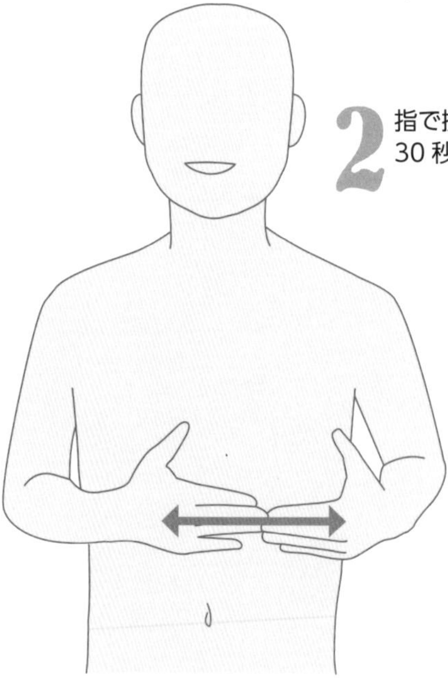

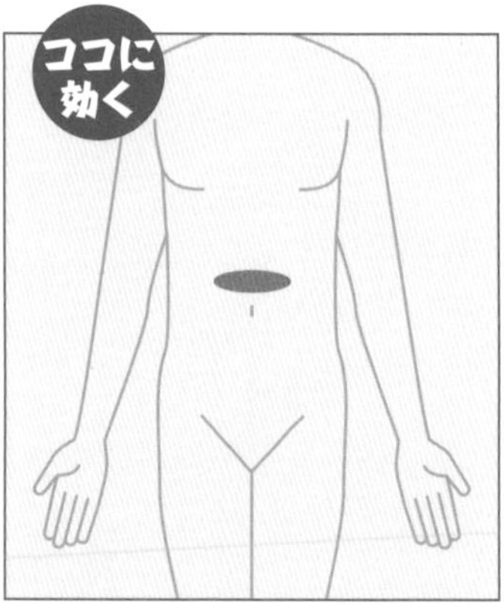

横行結腸。定期的なマッサージで腸の動きを整え、消化を助ける効果が期待できます。

STEP❹ 下行結腸マッサージ

内臓系をマッサージするときは、優しく皮膚をなでるようなイメージで行うことが大切です。

30秒

1 仰向けに寝た状態でおへそから指３本分左のところに両手を当てる

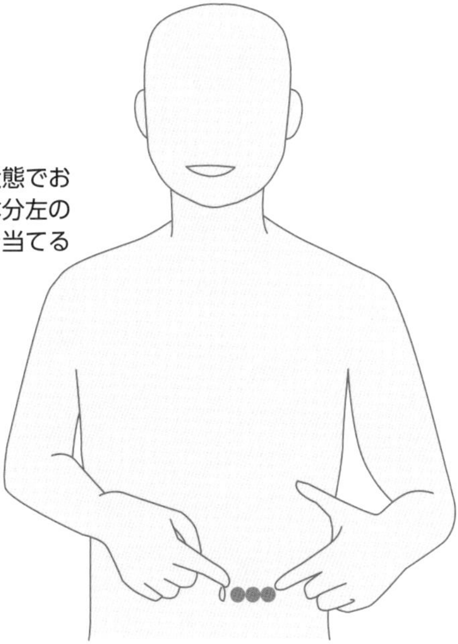

2 指で撫でるように上下に 30 秒間ゆらす

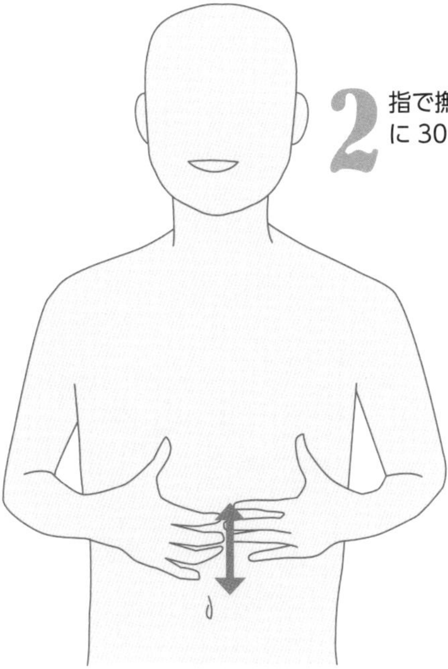

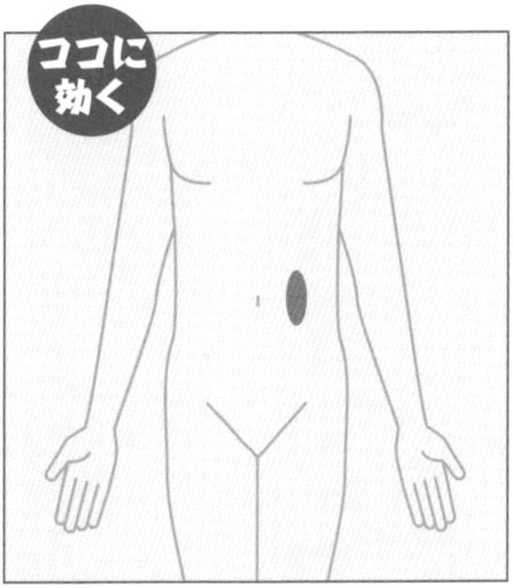

下行結腸。優しくマッサージすることで、腸の動きをスムーズにし、便秘解消に役立ちます。

STEP⑤ S状結腸マッサージ

寝る前や朝イチでやると良いです。

30秒

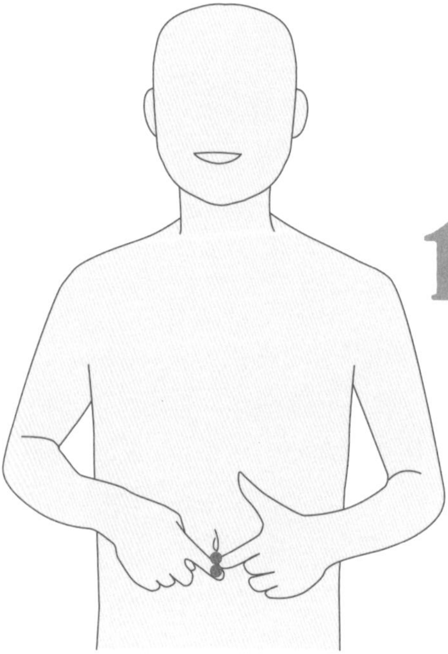

1 寝た状態でおへそから指２本分下のところに、両手を重ねた状態で置く

2 ここから反時計回りで手を回して、30 秒間マッサージ

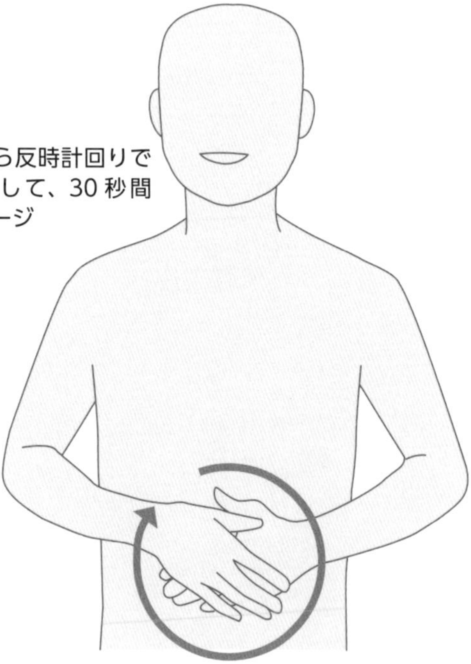

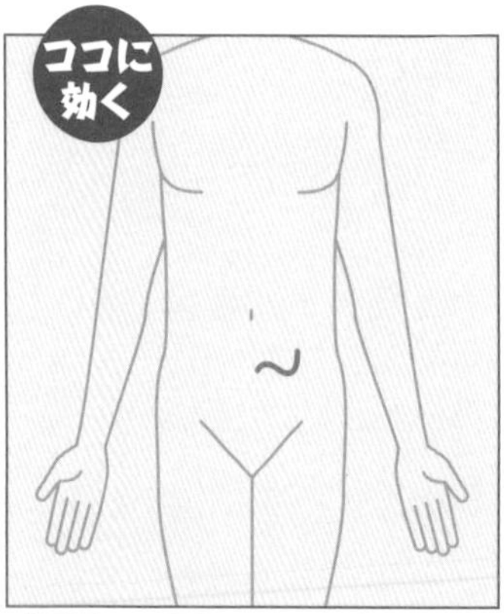

S状結腸。この部位をマッサージすることで、腸の動きを活発にし、便の通りを良くします。

STEP⑥ 腸全体を刺激

このマッサージでは、お腹のねじれを感じることが大切です。

30秒

1 仰向けに寝た状態で膝を曲げて両足を左方向に倒したら、両腕と顔は反対方向に倒す

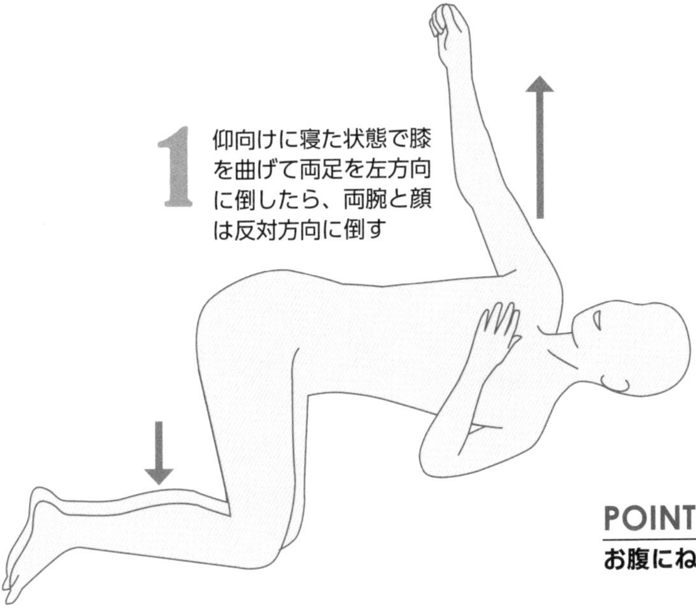

POINT

お腹にねじりを与える

2 次に両足を右方向に倒したら、両腕と顔は反対方向に倒す。深く息を吐きながら、この動作を 30 秒間交互に繰り返す

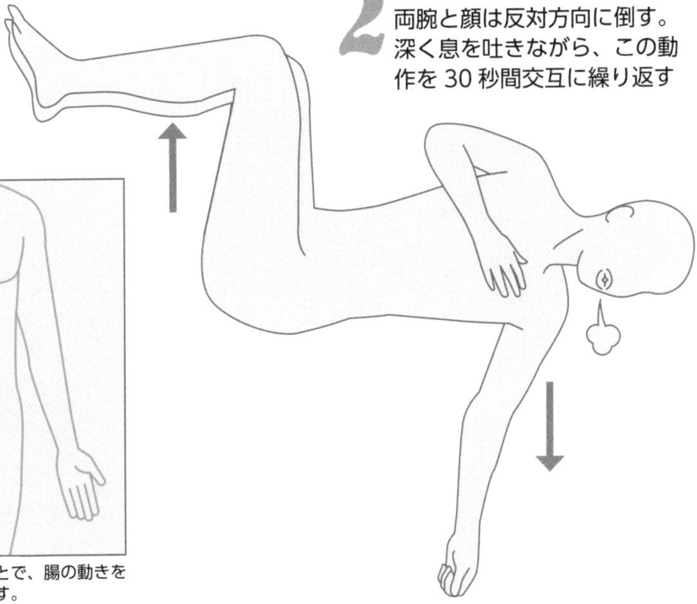

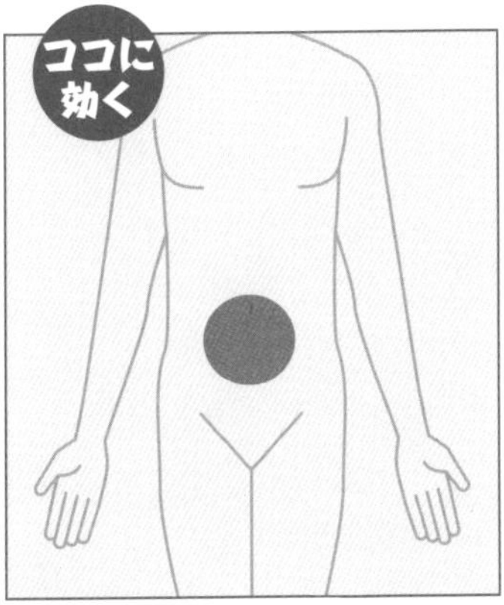

腸全体。ねじれを感じることで、腸の動きを整え、消化をサポートします。

STEP❼ 仙骨神経を刺激

仙骨とは、腰の中央にある骨です。

30秒

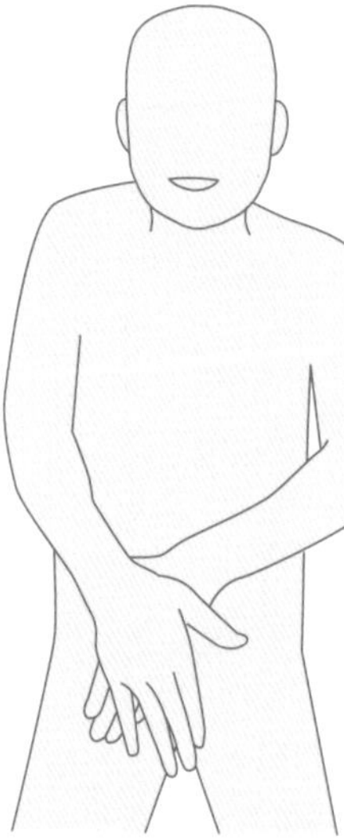

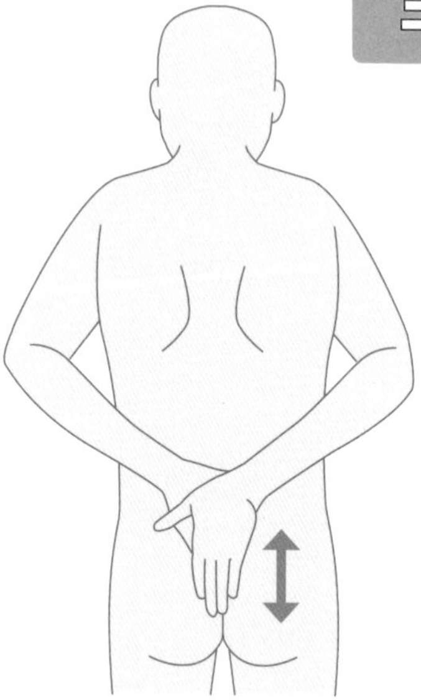

1 両手を重ね合わせる

2 骨盤から少し出っ張っている仙骨に手の甲をつけ、上下にグリグリと動かす。この時一緒にお尻も左右に動かす

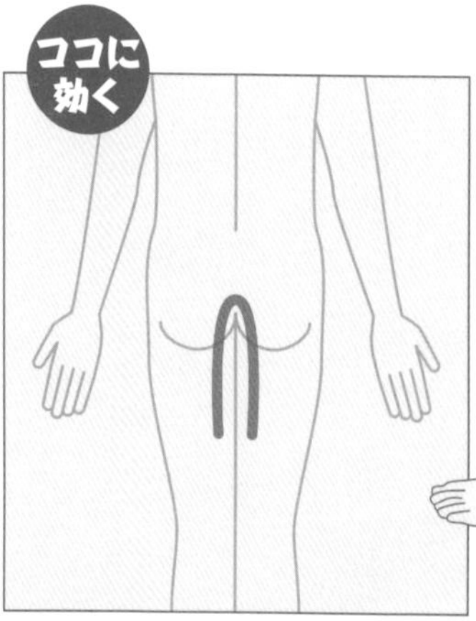

仙骨周辺の筋肉と神経。仙骨を刺激することで、腰痛の緩和や下半身の血流改善が期待できます。

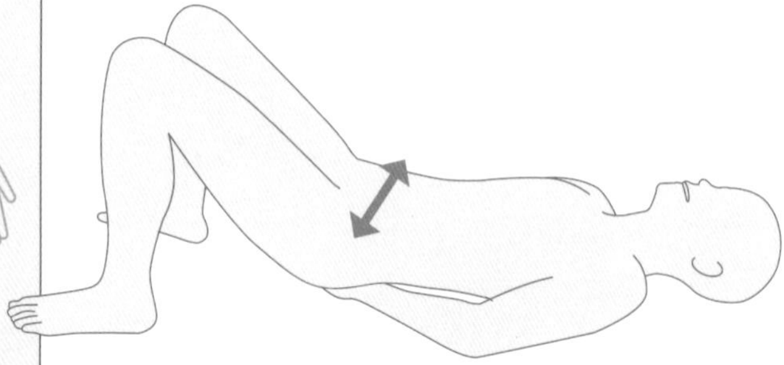

3 寝た状態でこの動きを30 秒間繰り返す

第7章
不眠改善

本章では、「不眠」に効くマッサージやストレッチなどを紹介します。

眠りにくくなってしまう原因として自律神経の乱れが挙げられます。自律神経には交感神経と副交感神経があるのですが、副交感神経を優位に働かせることで、スムーズに眠りにつくことができます。

首回りの筋肉の緊張、腰回りの筋肉の緊張を解くストレッチを行うことで、副交感神経が働き、自律神経が整いやすくなります。ここでは眠る前にやることで、ぐっすりと眠れる効果的なマッサージやストレッチを紹介します。

深く眠りたい人向け！寝る前のストレッチでぐっすり

全4STEP

STEP❶ 後頭下筋のストレッチ

痛きもちいくらいがちょうど良いです。

動画はコチラ

60秒

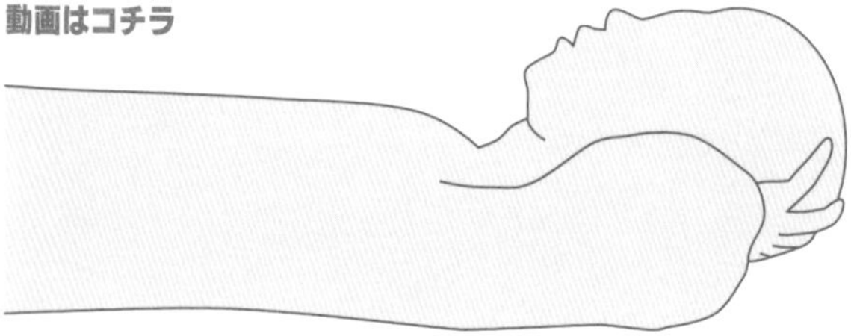

1 仰向けに寝た状態で、頭の後ろと首の付け根の境目にある後頭下筋を両手の親指で押す

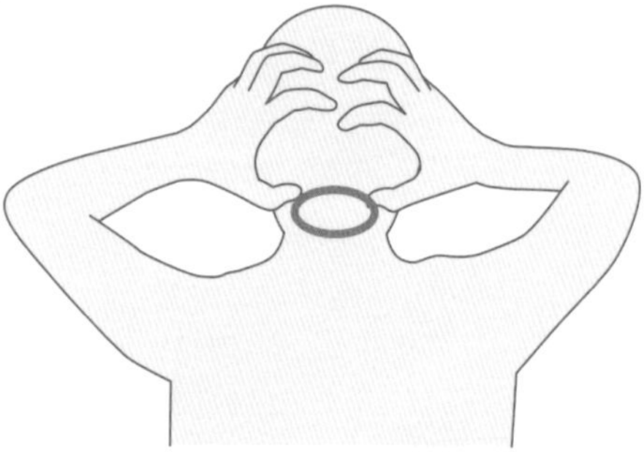

2 たまに首を左右に動かす。深く息を吐きながら1分間この動作を行う

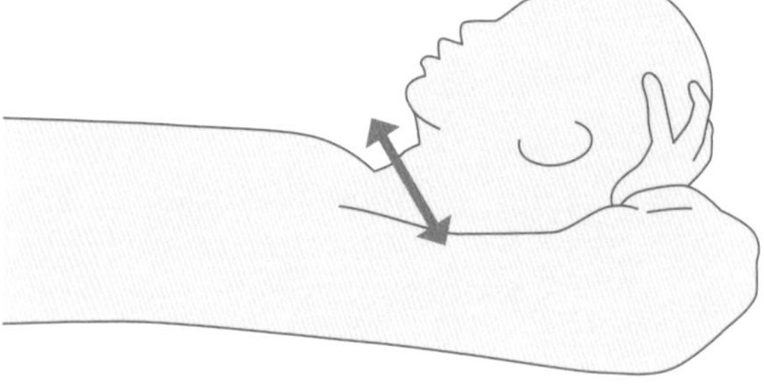

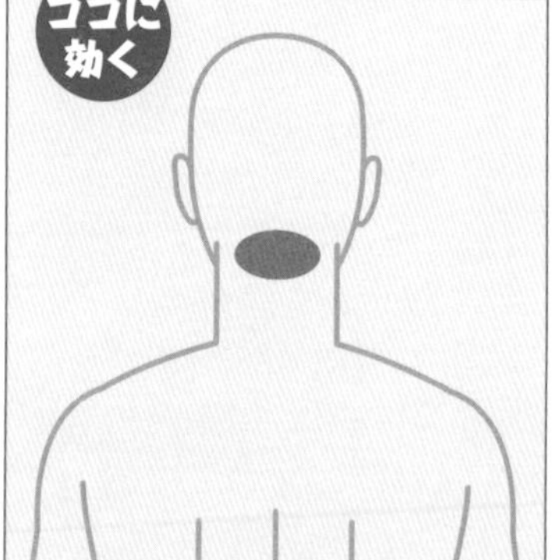

首の後ろの筋肉。この筋肉をリラックスさせることで、首の緊張や頭痛の緩和が期待できます。

POINT

深く息を吐く

STEP❷ 頸長筋のストレッチ

座ってやっても良いですが、そのまま寝たい方は寝たままやるのが良いです。

60秒

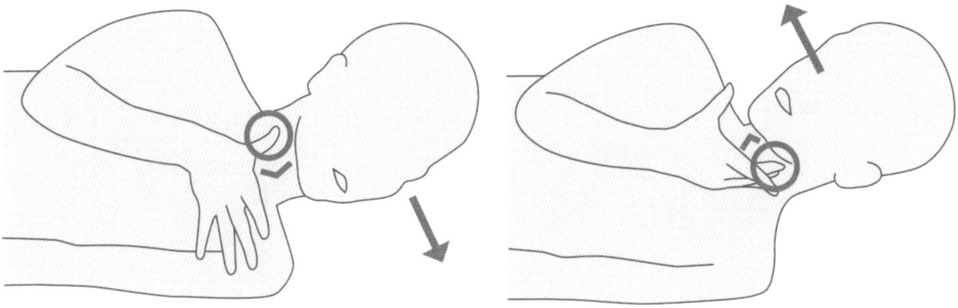

1 喉仏のすぐ隣に右手を当てる。右側には右手の親指を当て、左側には中指・薬指・小指を当てる

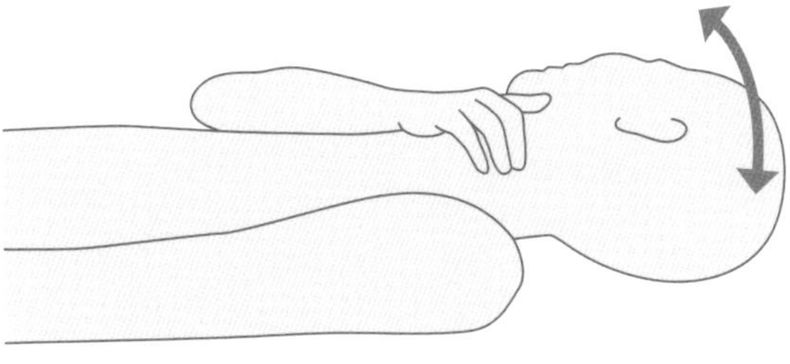

2 首を左右に振る。首を右に振るときは中指・薬指・小指で軽く押して、首を左に降るときは親指で軽く押す。深く息を吐きながら、首を振る動作を１分間行う

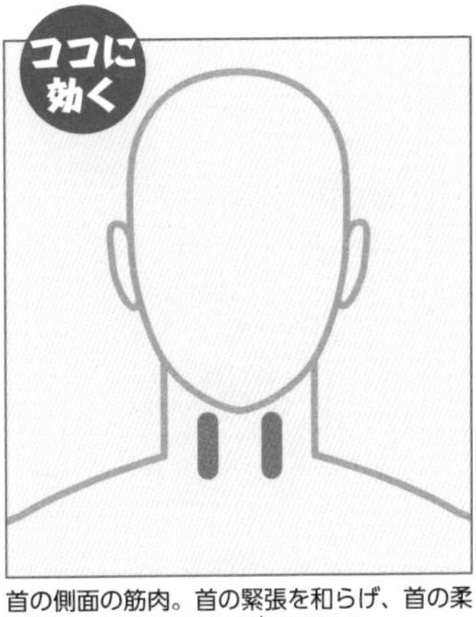

首の側面の筋肉。首の緊張を和らげ、首の柔軟性を向上させる効果があります。

注意！首が締まってしまうので、喉仏の右側と左側を同時に抑えない

STEP③ 腰骨ほぐし

タオルを使って背骨のストレッチを行います。

60秒

1 タオルを細長く折り畳んで置く。タオルに背骨を乗せる感じで、背中を乗せる

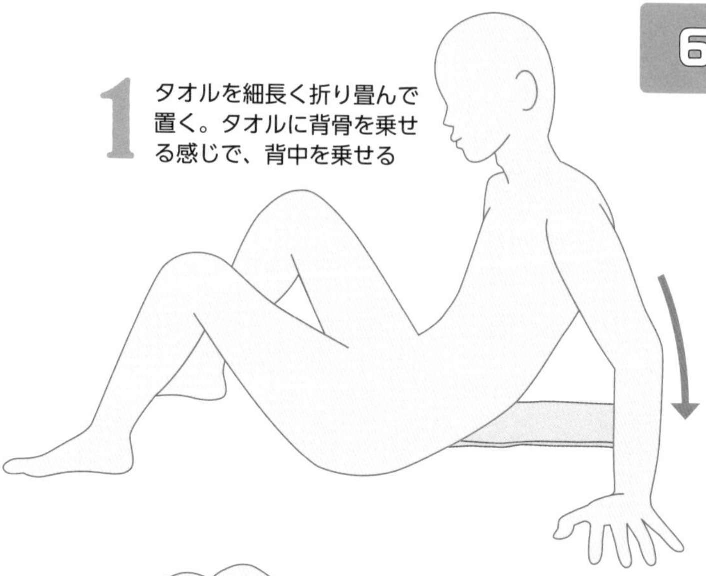

2 全身ではなく腰だけを左右に振る。息を深く吐きながら1分間この動作を行う

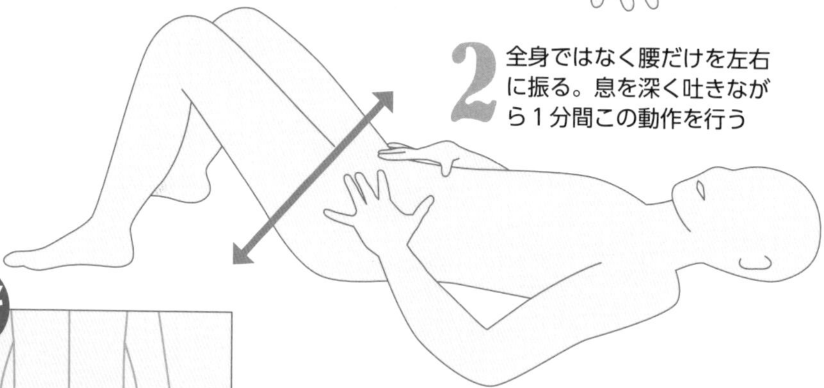

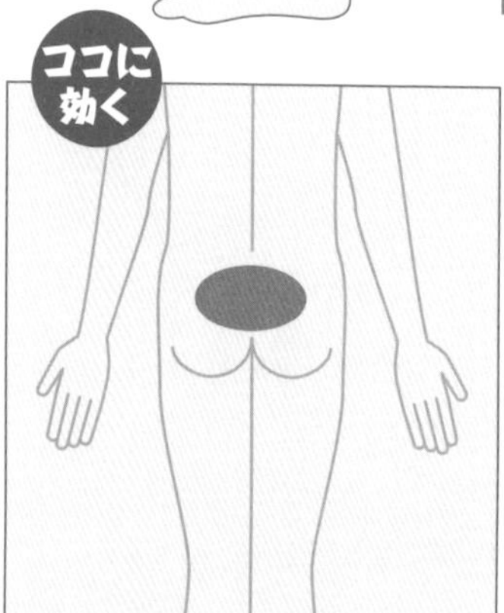

背骨周辺。背骨のストレッチで、背中の緊張を緩和し、姿勢の改善が期待できます。

POINT

腰が動かしにくい時は、両手をそえてサポート

STEP❹ 大臀筋ストレッチ

股関節周りをストレッチしていきます。

左右60秒

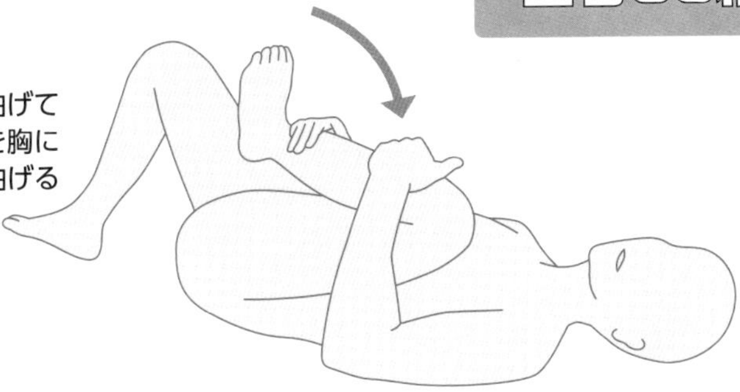

1 寝た状態で片膝を曲げて両手で抱える。膝を胸につけるように深く曲げる

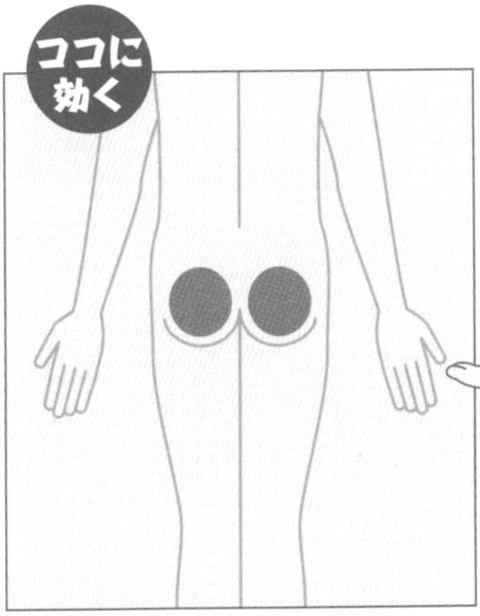

お尻の筋肉。大臀筋をストレッチすることで、股関節の柔軟性を向上させ、腰痛の予防にもなります。

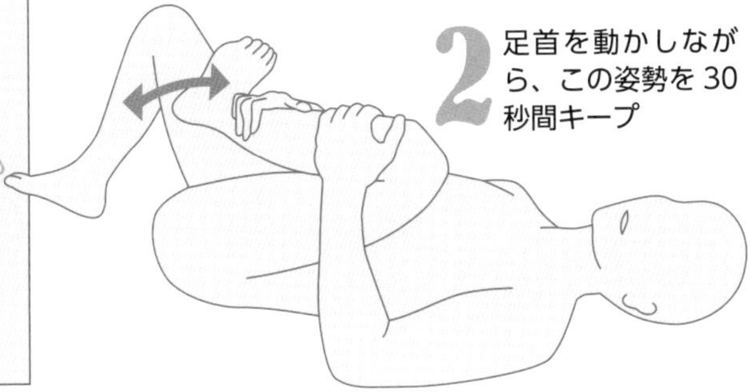

2 足首を動かしながら、この姿勢を30秒間キープ

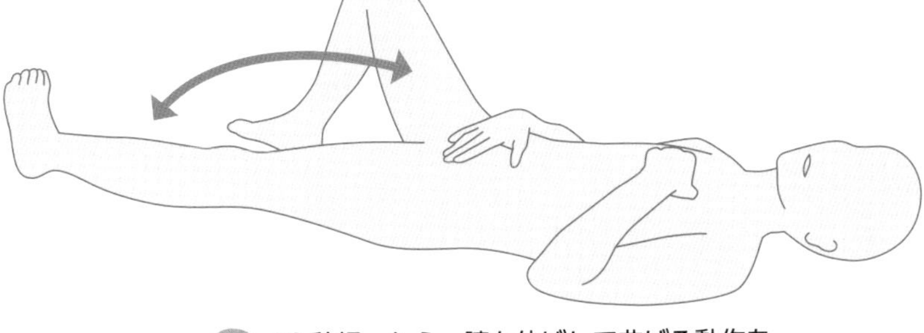

3 30秒経ったら、膝を伸ばして曲げる動作を30秒間繰り返す。反対の足も同様に行う

※このストレッチ が終わったら、再び「❶後頭下筋ストレッチ」を1分間行う

寝る前に叩くだけ!
気絶するように眠れる手順

全2STEP

STEP❶ 側頭部と胸の真ん中をポンポン叩く

叩くだけで目がトロンとなるはずです。

動画はコチラ

1 寝た状態で目を閉じる。側頭部を指5本を立てた両手で15秒間ポンポンと叩く

15秒、10秒

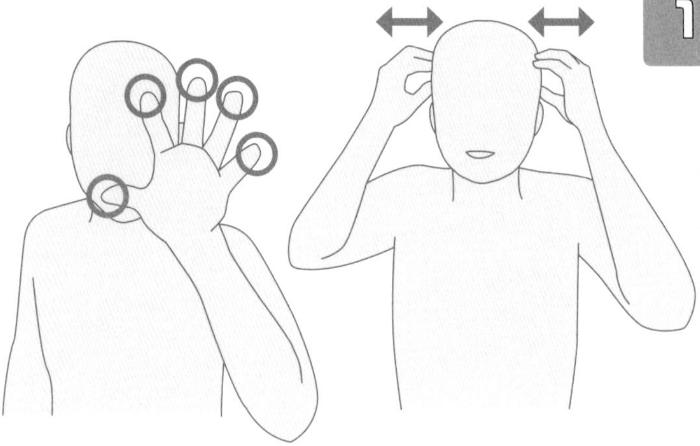

2 右手で胸の真ん中を深呼吸しながら10秒間押す

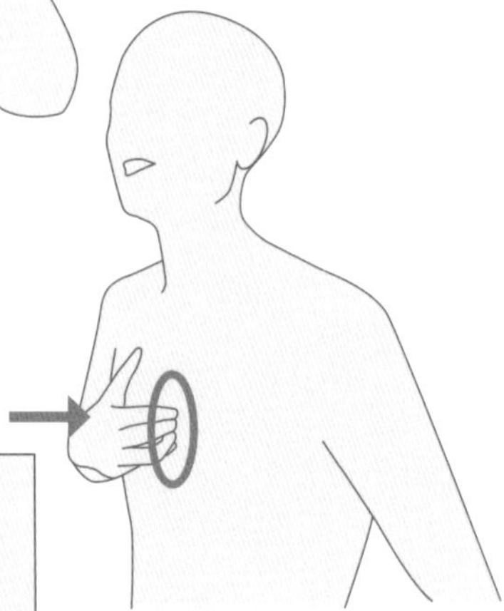

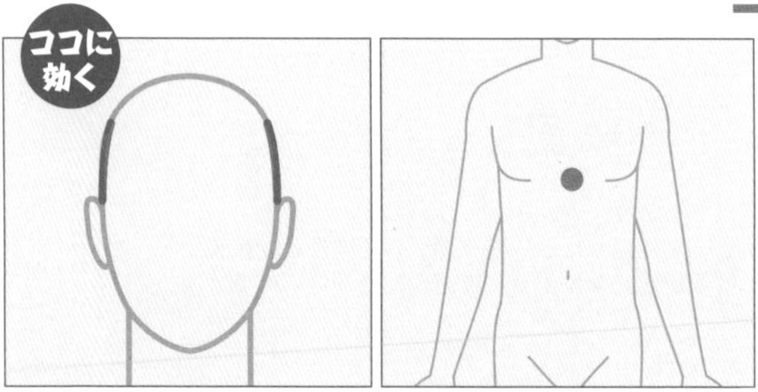

頭と胸部。叩くことで血行を促進し、リラックス効果が期待できます。

STEP❷ 頭とおへそ周りをポンポン叩く

寝る前に2～3セットやるのがおすすめです。

動画はコチラ

30秒×2、3セット

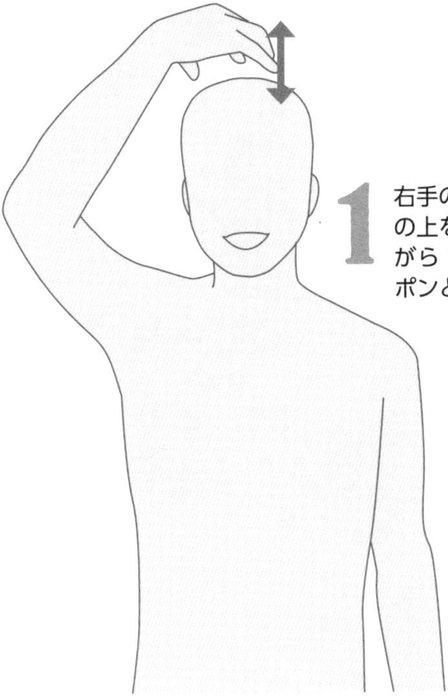

1 右手の指の腹で頭の上を深呼吸しながら15秒間ポンポンと叩く

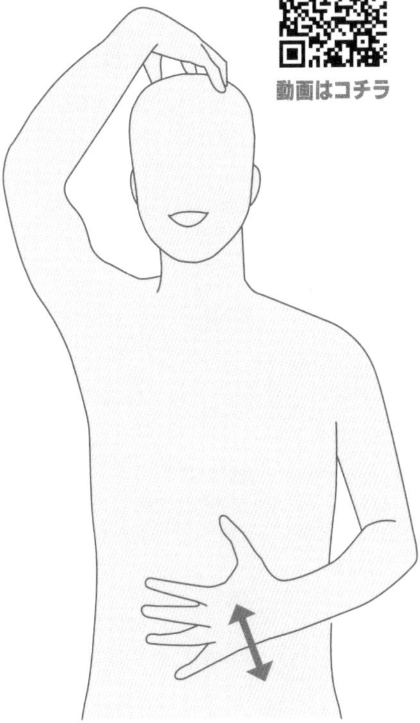

2 左手でおへそ周りを15秒間ポンポンと叩く。この一連の動作を2、3セット行う

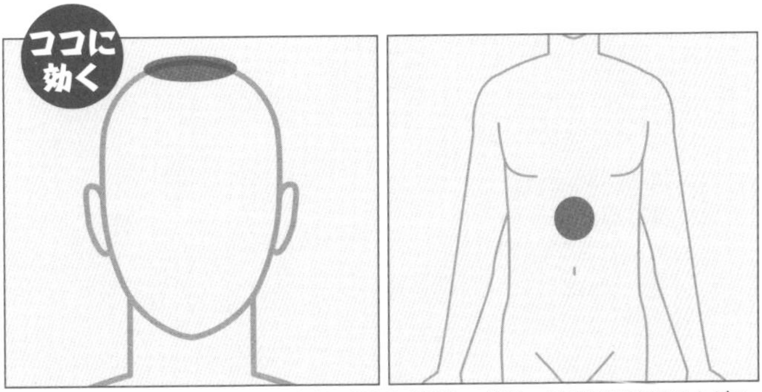

頭部と腹部。叩くことで、頭部と腹部の緊張を緩和し、リラックス効果を得ることができます。

20秒でぐっすり深い睡眠へ カンタン頭皮マッサージ

全1STEP

動画はコチラ

頭皮マッサージ

頭周りがスッキリするマッサージです。

10秒、左右10秒、10秒

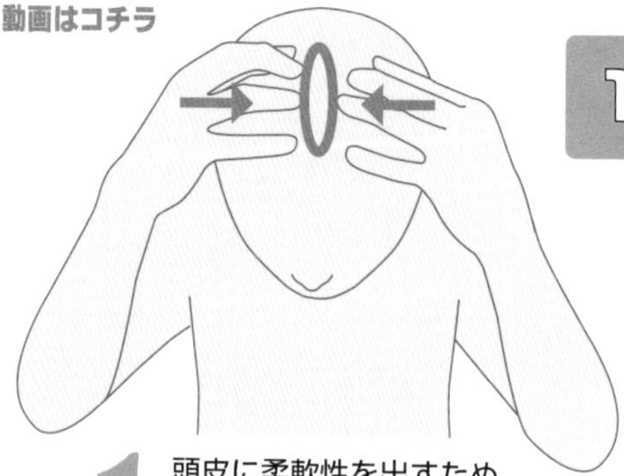

1 頭皮に柔軟性を出すために、頭皮を真ん中に寄せる動作を 10 秒間行う

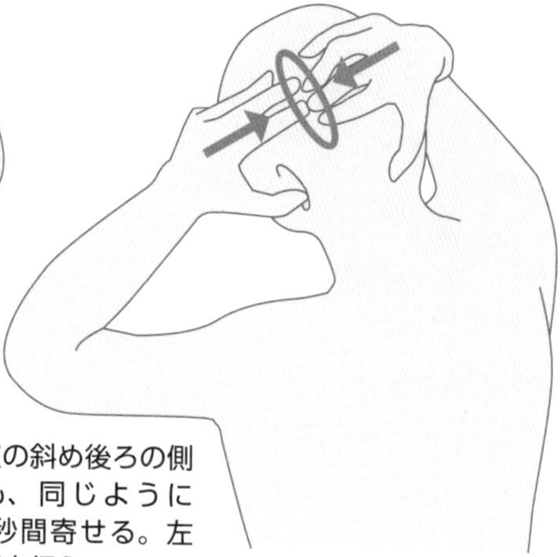

2 頭皮の斜め後ろの側面も、同じように 10 秒間寄せる。左右両方行う

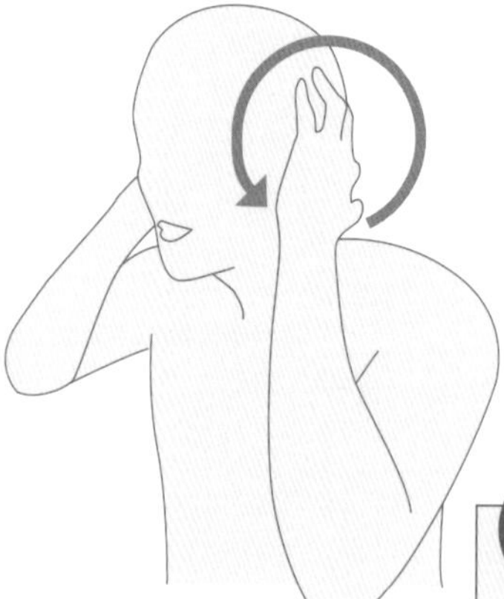

3 側頭部を両手で撫でるように前回しで 10 秒間マッサージ

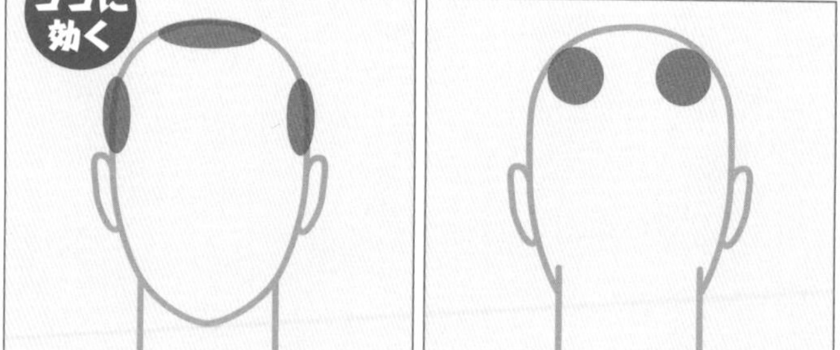

頭皮全体。頭皮をマッサージすることで、頭痛の緩和やリラックス効果が期待できます。

おわりに

はーい、お疲れさまでした！

この本を手に取ってくれてありがとうございます。
エクササイズにしっかり取りくめた方は素晴らしいです。

この本では、からだの悩みの原因にアプローチして、痛みや老化を根本から改善するエクササイズを紹介してきました。
簡単にすぐできるエクササイズばかりなので、気になる箇所のページをパっと開いて、気軽に何回でも取り組んでいただけると思います。

何より大切なのは、ここで紹介した方法を「無理なく楽しく続ける」ことです。
１回では効果が薄いな～という方は、ぜひ続けて取り組んでみてください。
この本のエクササイズを正しく実践すれば、あなたの悩みが解消されるはずです。

40歳、50歳、60歳になっても必ず若々しくなれます。
みなさんがいつまでもイキイキ笑顔でいてくれたら、これほどの喜びはありません。
痛みや老いに邪魔されない若々しいあなたとして、これからの人生を楽しんでください。
最後まで読んでいただき、ありがとうございました！

STAFF
編　集　ナイスク（https://naisg.com/）
　　　　松尾里央　岸正章　崎山大希　鈴木陽介
デザイン　沖増岳二
イラスト　アドプラナ

無自覚筋《むじかくきん》を刺激《しげき》し、体《からだ》を整《ととの》える
秒《びょう》で効《き》く魔法《まほう》ストレッチ

2023 年　10 月 10 日　第 1 刷発行

著　者　大山《おおやま》 裕也《ゆうや》
発行者　吉田 芳史
印刷所　株式会社 文化カラー印刷
製本所　大口製本印刷 株式会社
発行所　株式会社 日本文芸社
〒 100-0003 東京都千代田区一ツ橋 1-1-1 パレスサイドビル 8F
TEL03-5224-6460　[代表]

内容に関するお問い合わせは、小社ウェブサイト
お問い合わせフォームまでお願いいたします。
URL https://www.nihonbungeisha.co.jp/

Printed in Japan 112230928-112230928 Ⓝ 01 (240101)
ISBN978-4-537-22136-7
編集担当　岩田裕介